효도 책 선물 시리즈 하나

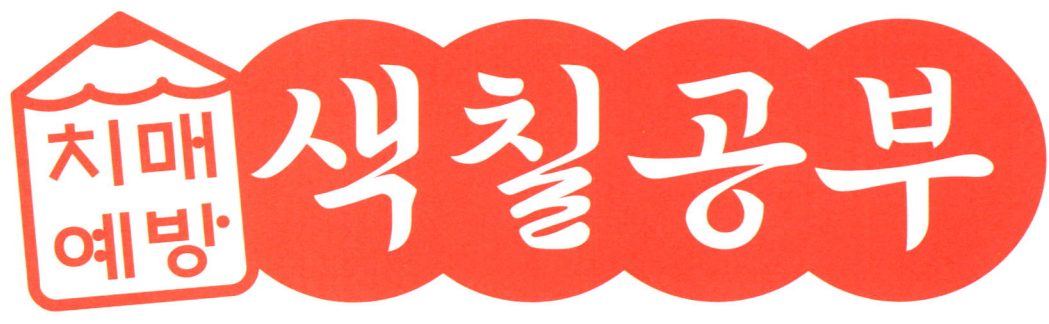

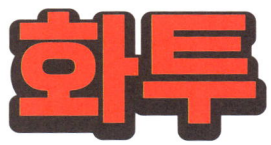

쫑이천하

목차

색칠하기

일월 - 3

이월 - 7

삼월 - 11

사월 - 15

오월 - 19

유월 - 23

칠월 - 27

팔월 - 31

구월 - 35

시월 - 39

십일월 - 43

십이월 - 47

정답

화투 미로 탈출 - 51

화투패 맞추기 - 52

다른 그림 찾기 - 53

화투 사물 퀴즈 - 54

SNS 체험단 이벤트 - 55

부록

치매 예방 수칙 3.3.3 - 앞표지 안쪽

치매 자가 진단 - 뒤표지 안쪽

일월

오늘 | 년 월 일 요일 | 날씨 :

이름

주소

큰 그림 색칠

시각 자극, 집중력, 손 운동

화투와 똑같이 또는 마음대로 색칠해보세요!

일광

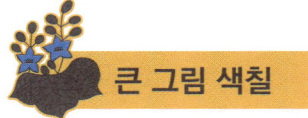

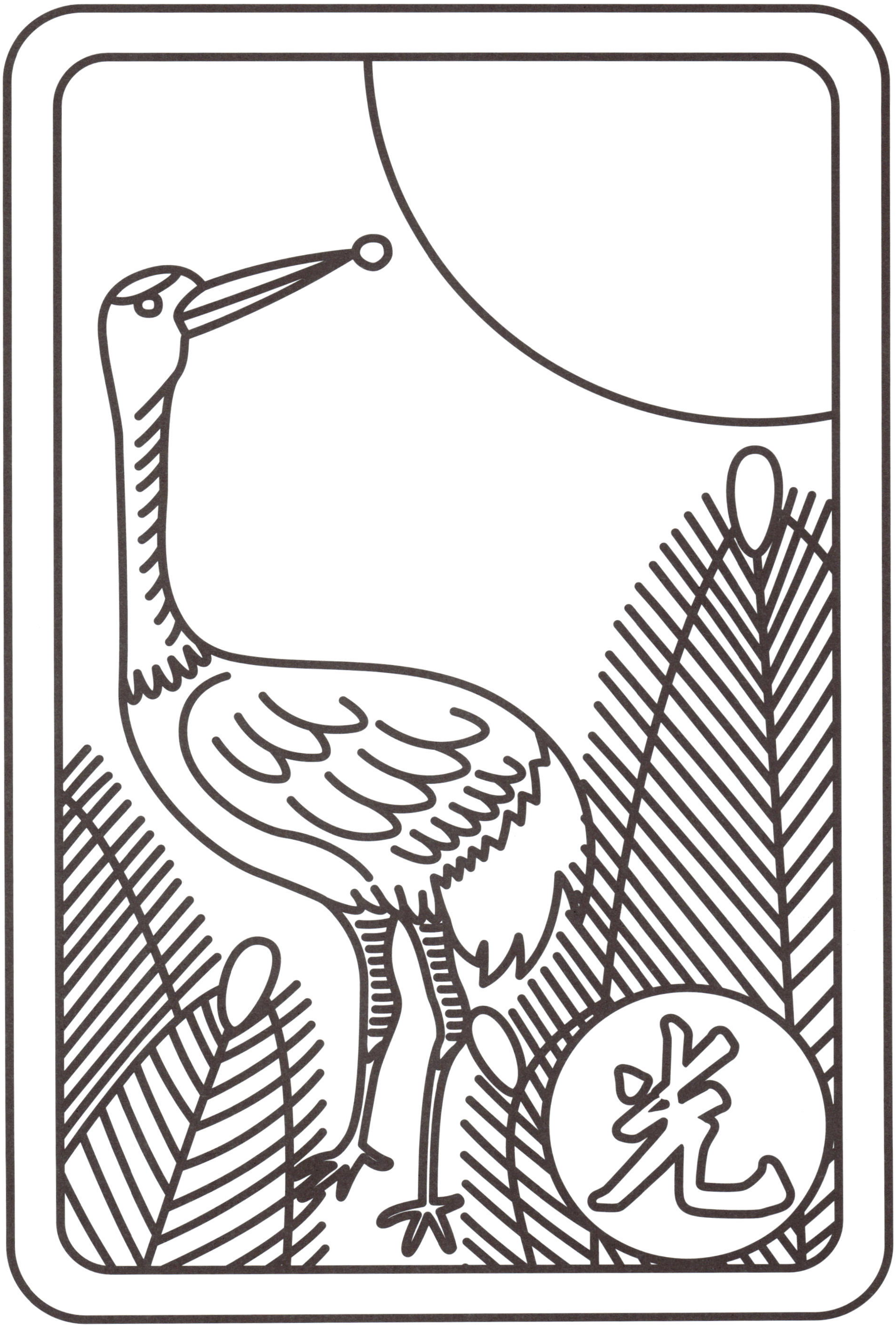

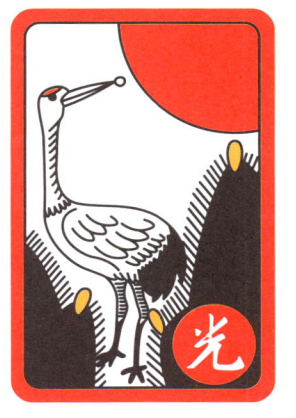

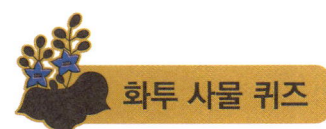 **화투 사물 퀴즈**

두뇌 활성, 판단력, 인지력, 사고력 상승

아래 보기에서 적절한 단어를 찾아 빈칸을 채워보세요!

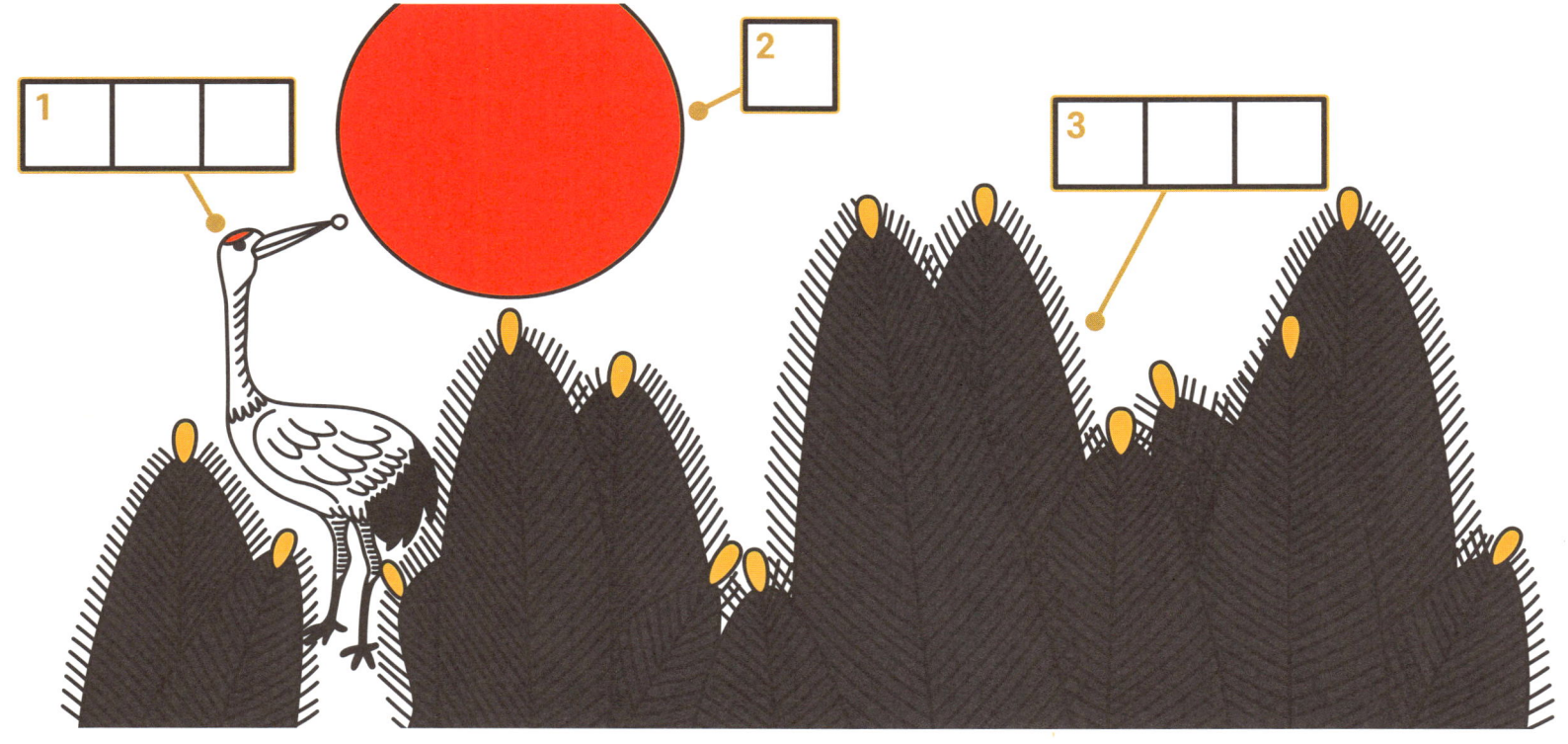

보기					
구름	꽃	독수리	두루미	바위	솔개
밤나무	소나무	달	해	별	선인장	타조

정답은 54쪽에 있습니다.

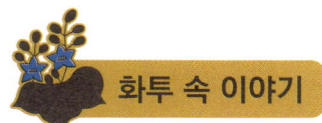 **화투 속 이야기**

호기심 해결, 뇌세포 자극

소나무 가지 사이로 두루미가 보입니다.
정초에 일본에서는 소나무로 장식품을 만들어 한 해의 복을 빕니다.
두루미는 겨울 철새로 무병장수의 상징이기도 합니다.

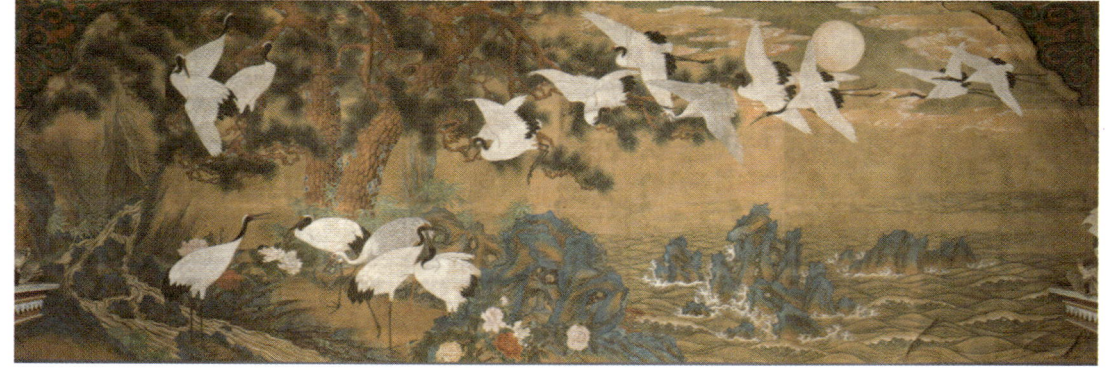

[창덕궁 대조전 백학도] 김은호(1892~1979). 등록문화재. 국립 고궁 박물관
https://www.gogung.go.kr/appointView.do?cultureSeq=00016932QX

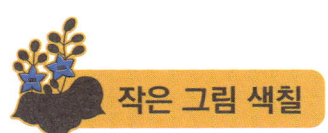 작은 그림 색칠

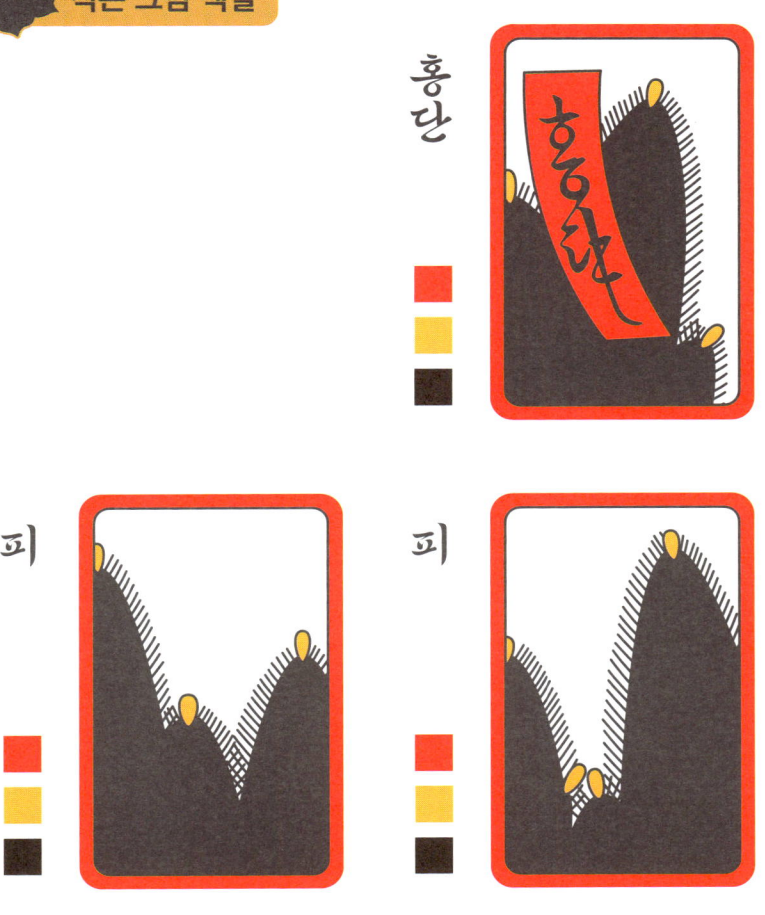

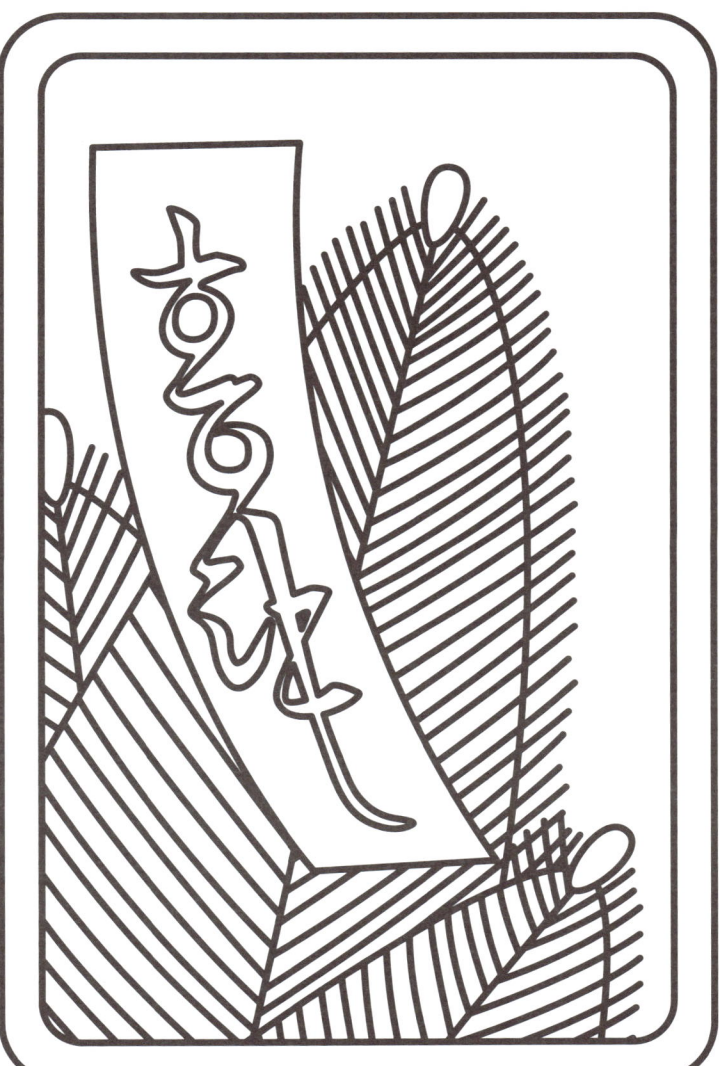

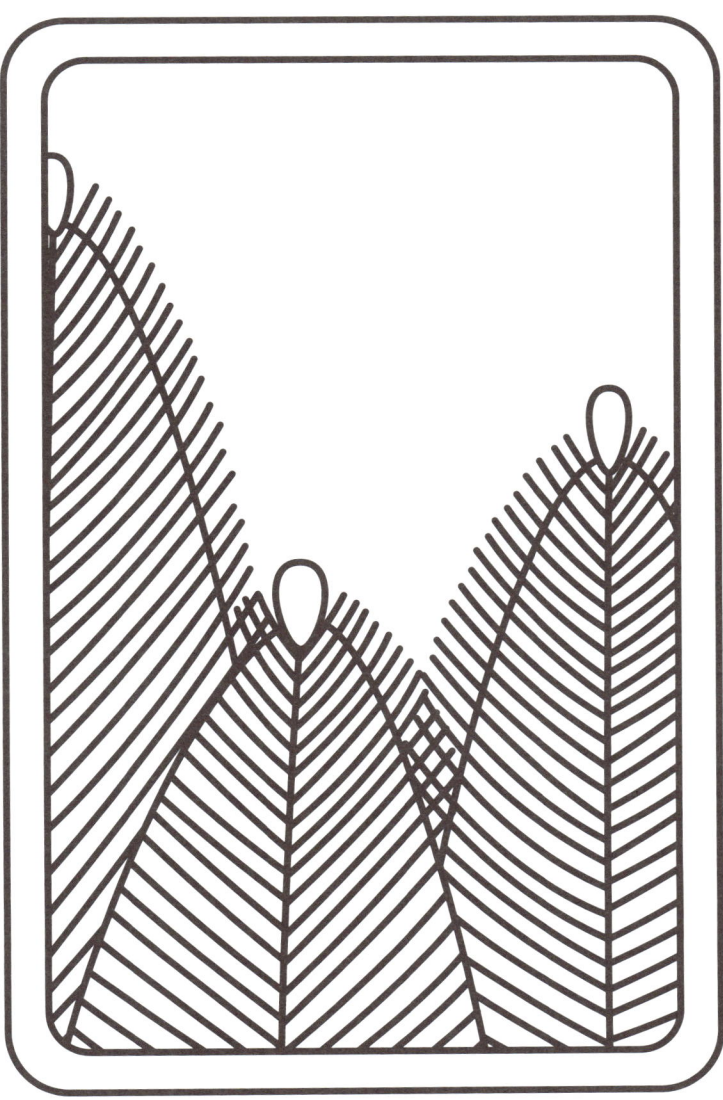

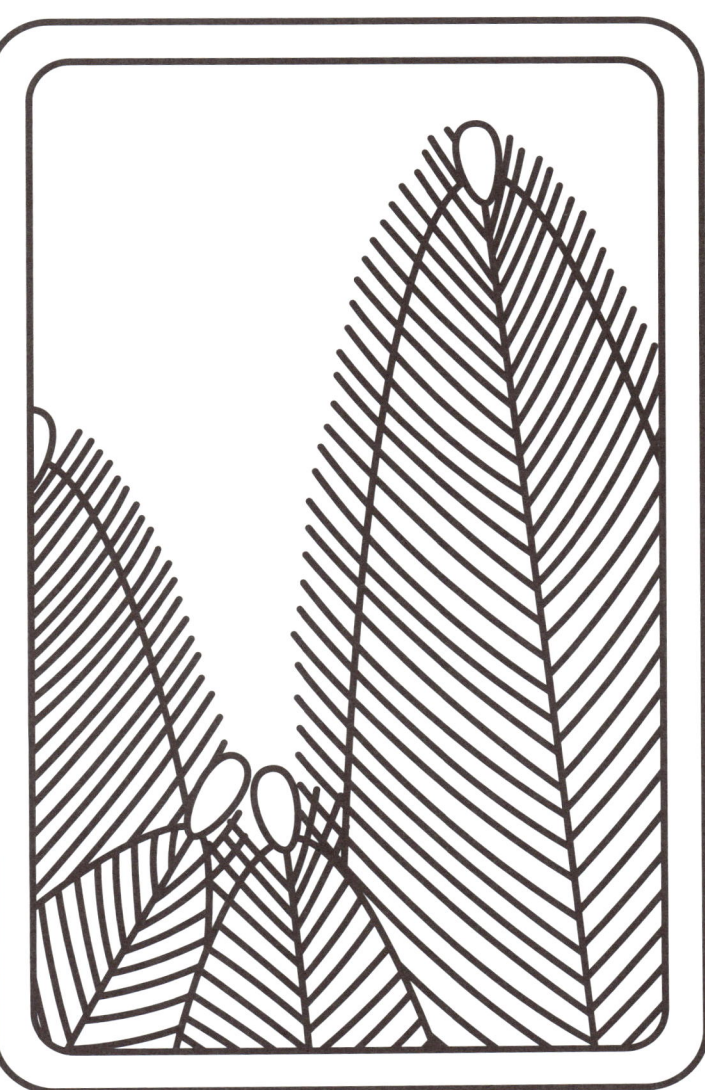

 **화투 미로 탈출**   집중력, 판단력
출발 지점에서 도착 지점까지 길을 찾아보세요!

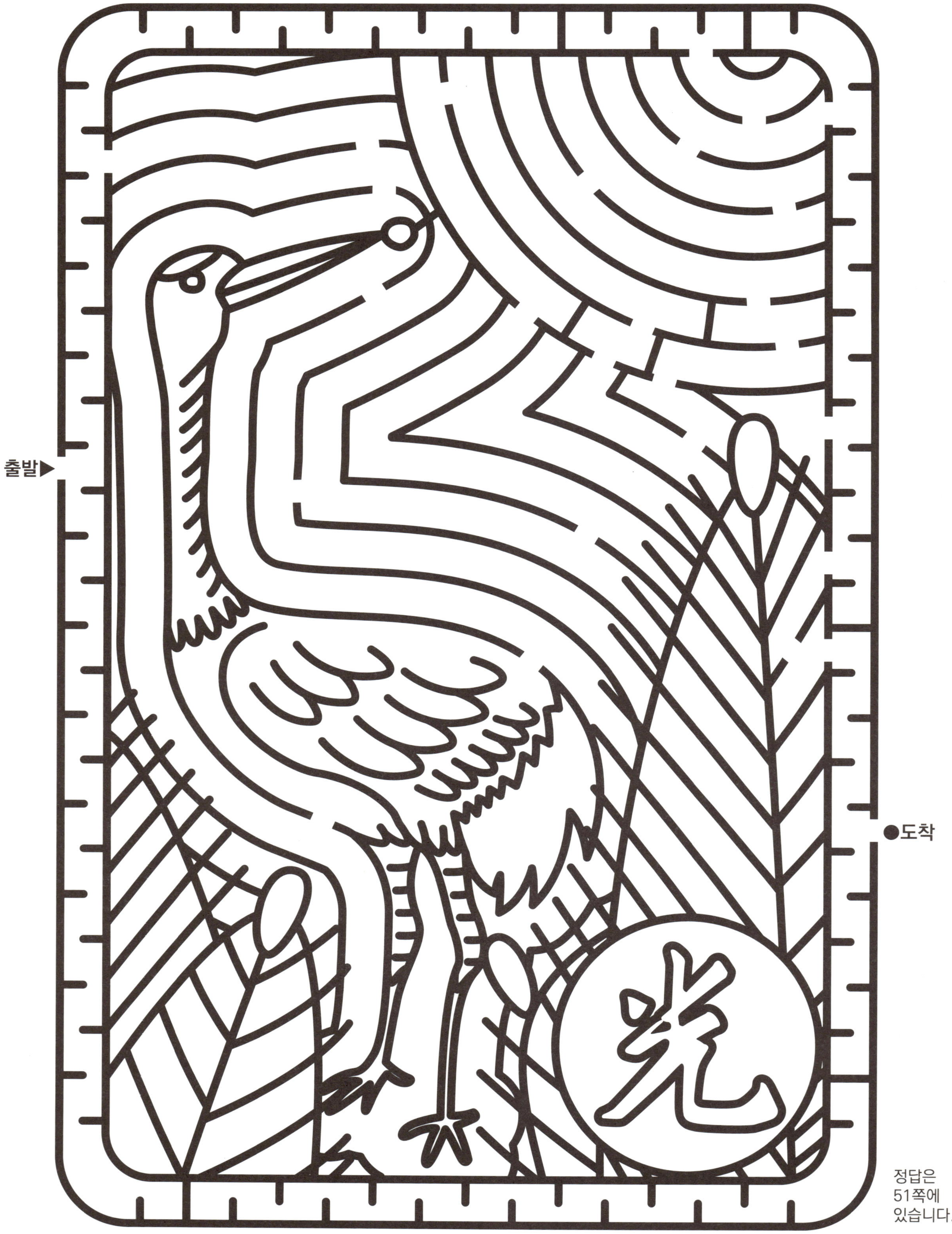

▶출발

●도착

정답은 51쪽에 있습니다.

이월

| 오늘 | 년 월 일 요일 | 날씨 : |

| 이름 | | 주소 |

 **큰 그림 색칠**   시각 자극, 집중력, 손 운동
화투와 똑같이 또는 마음대로 색칠해보세요!

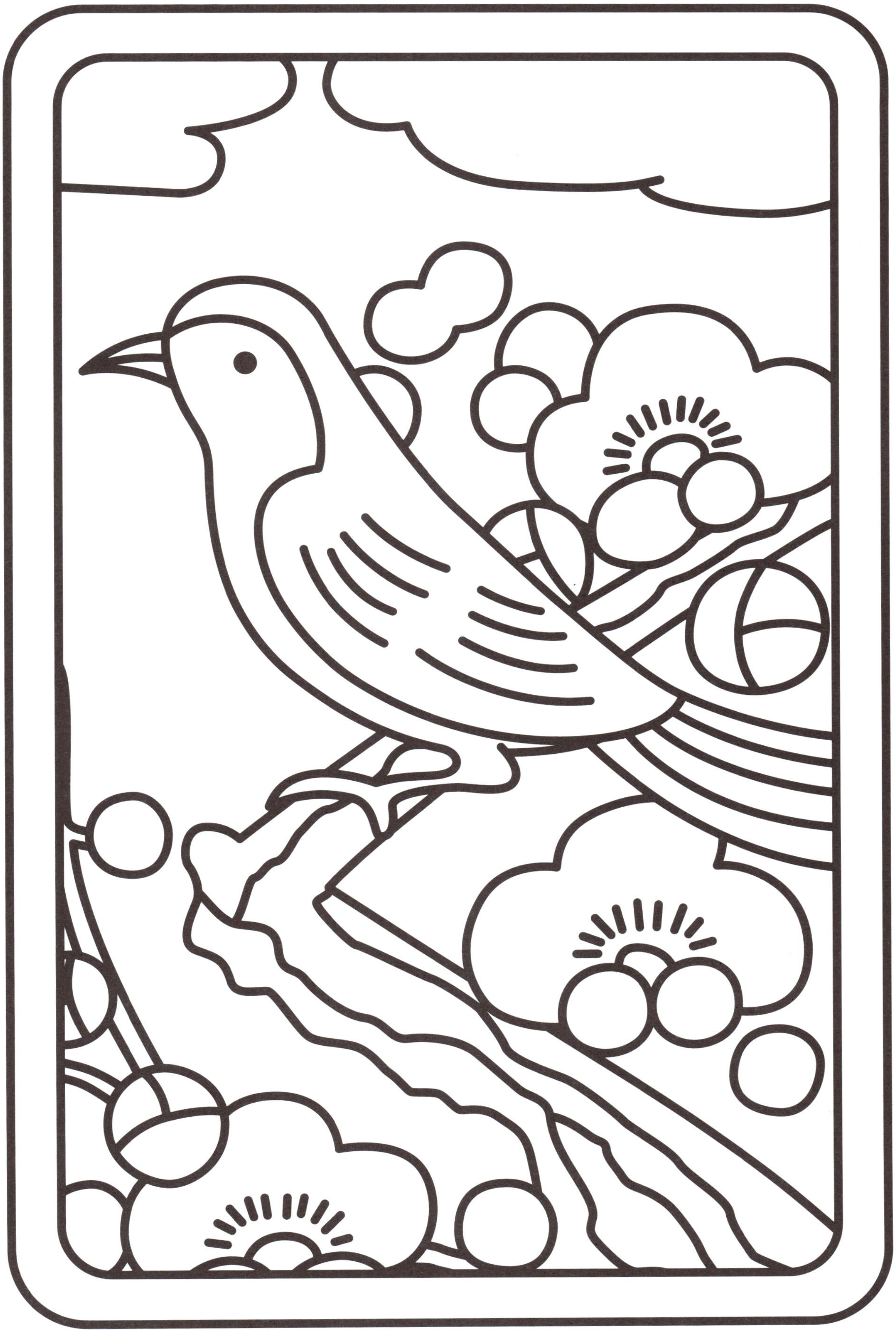

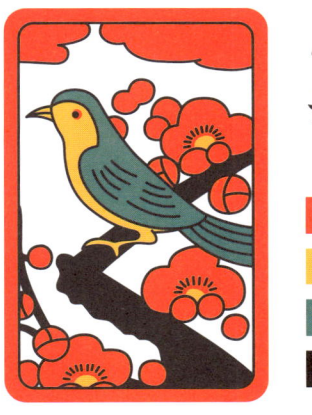

열끗

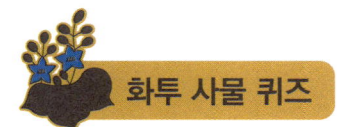 **화투 사물 퀴즈**

두뇌 활성, 판단력, 인지력, 사고력 상승

아래 보기에서 적절한 단어를 찾아 빈칸을 채워보세요!

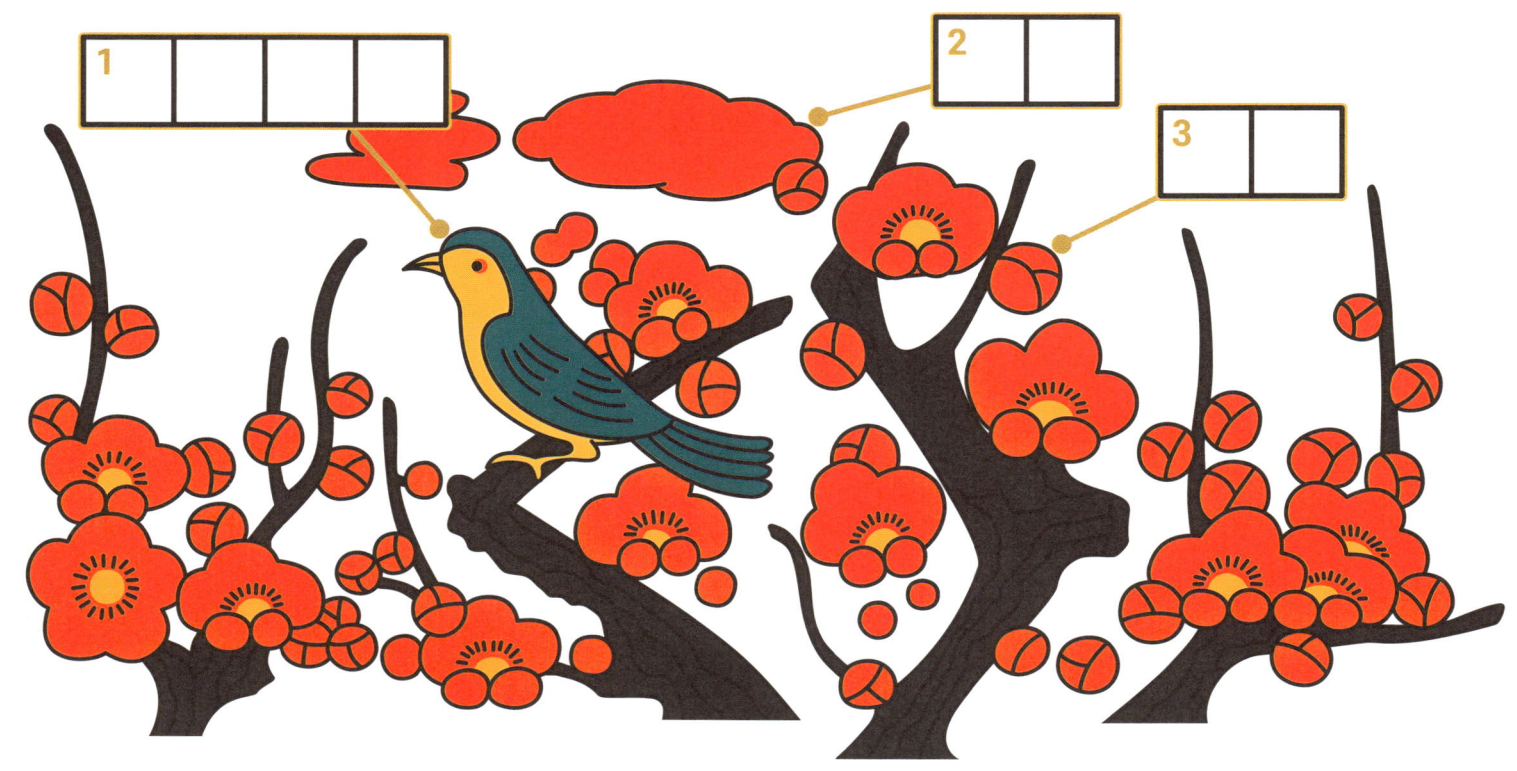

보기

정답은 54쪽에 있습니다.

바위   장미   황조롱이   진달래   매화   벚꽃
오목눈이   목련   별   구름   해   휘파람새   단풍

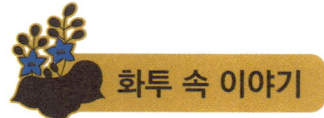 **화투 속 이야기**

호기심 해결, 뇌세포 자극

매화나무위에 휘파람새가 앉아있습니다.
매화는 사군자의 하나로 선비의 절개를 상징합니다.
휘파람새는 매화와 함께 봄을 알려주는 상징으로써 알려져 있습니다.
정약용의 매조도에는 시집간 딸을 그리는 마음이 담겨 있습니다.

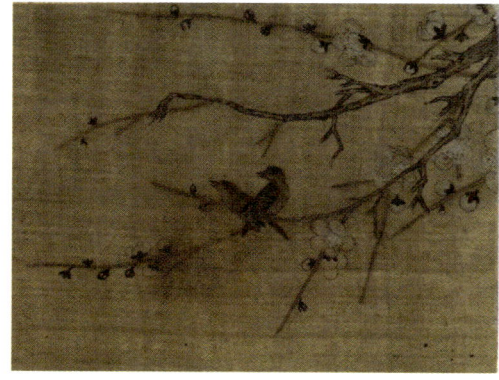

[매조도] 다산 정약용(1762~1836). 고려대학교 박물관
http://www.edasan.org/sub05/board04_list.html?bid=b54&ptype=view&idx=1625

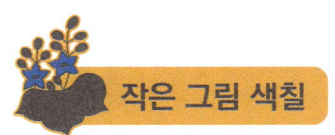 작은 그림 색칠

홍단

피   피

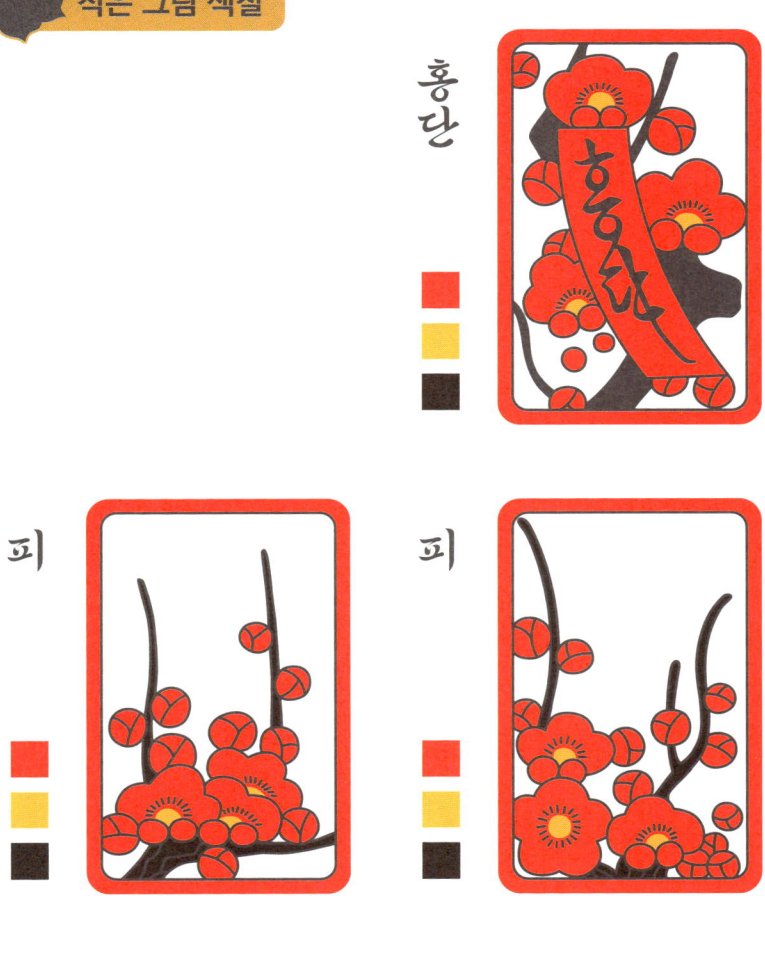
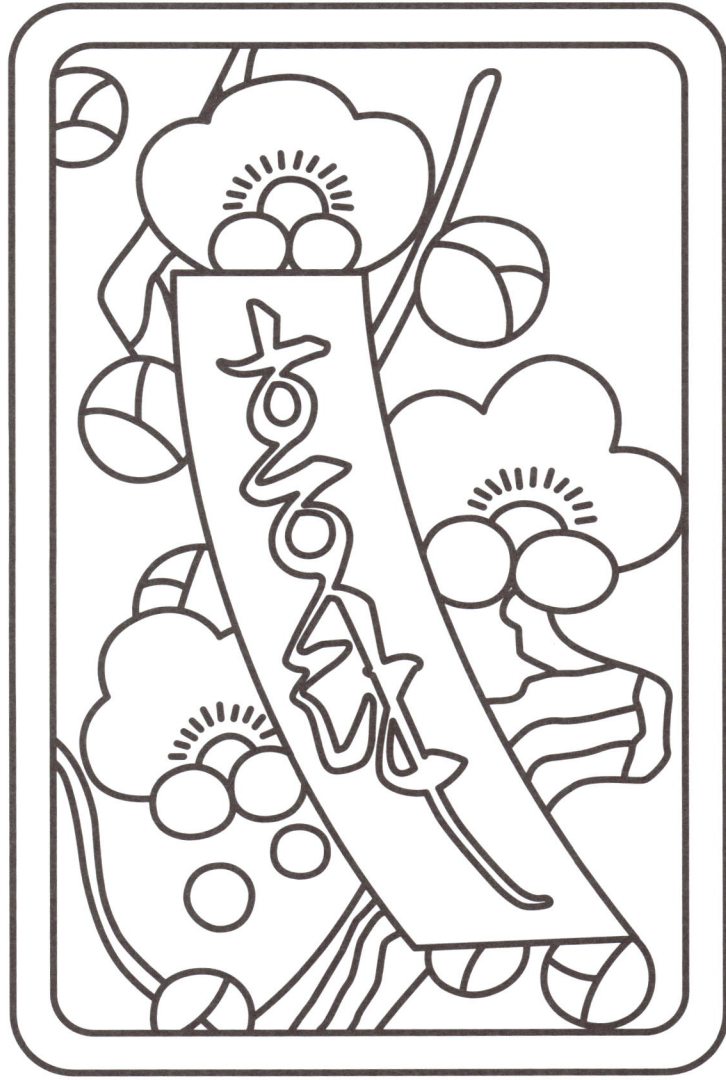
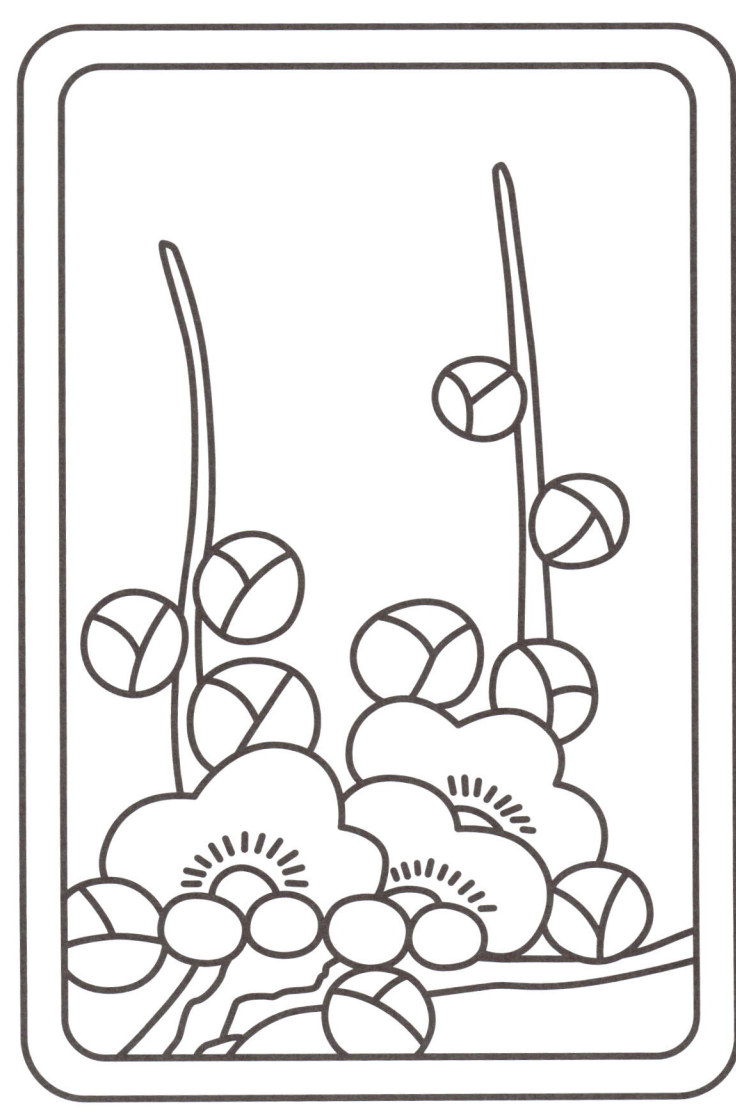
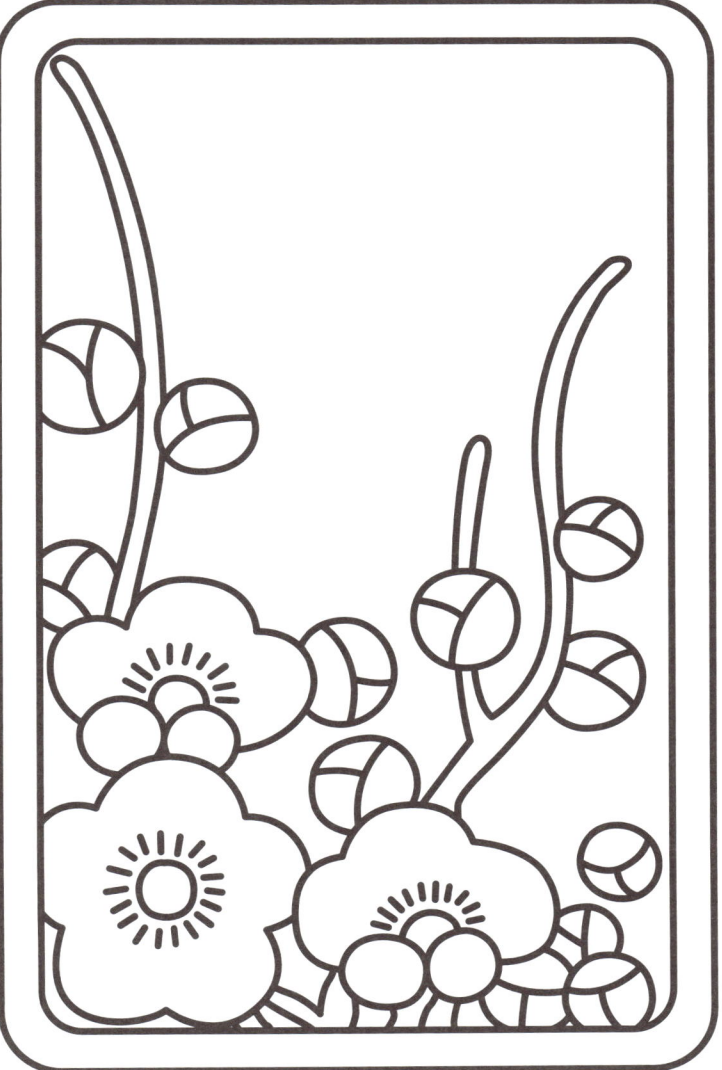

9

화투 미로 탈출 집중력, 판단력
출발 지점에서 도착 지점까지 길을 찾아보세요!

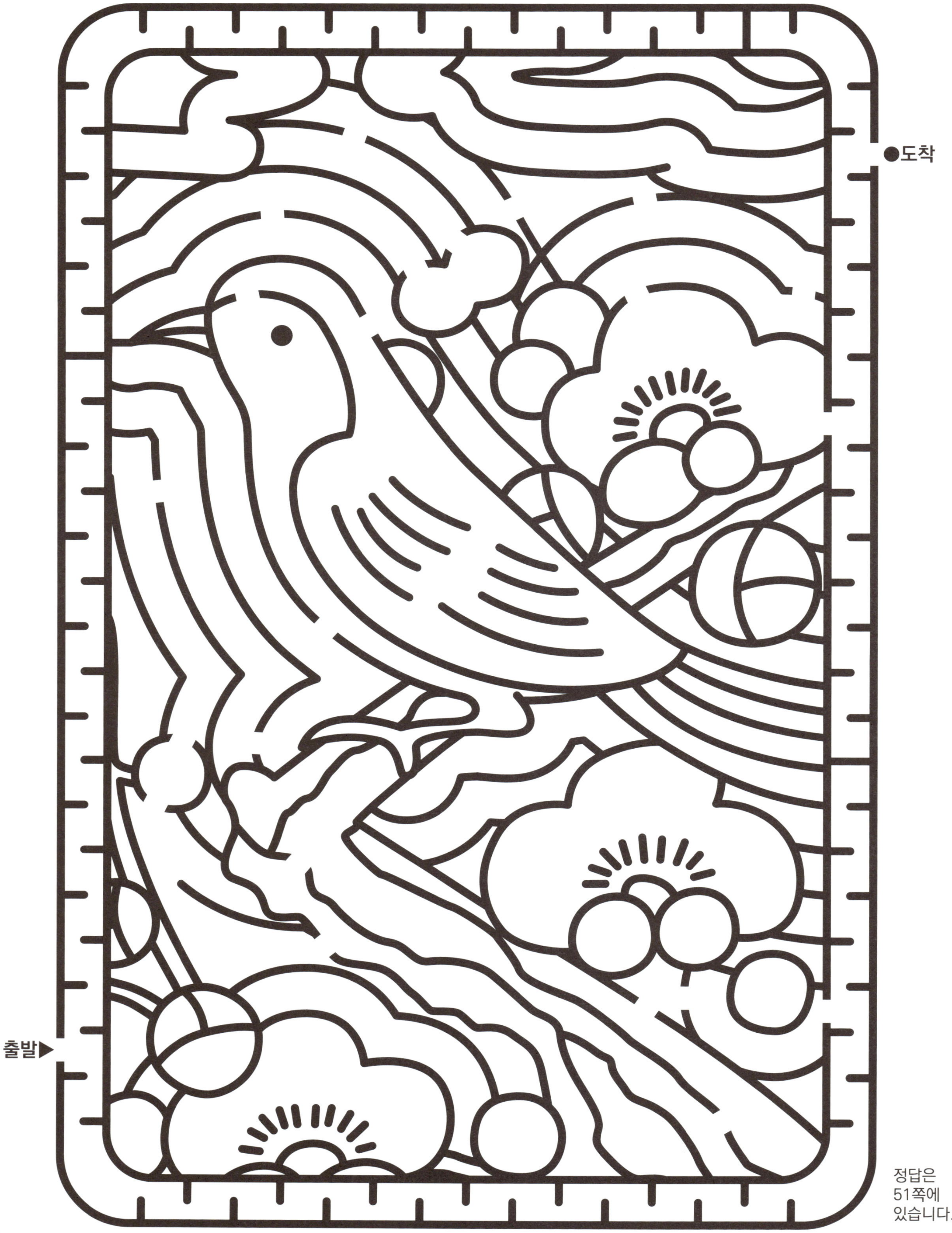

●도착

출발▶

정답은 51쪽에 있습니다.

삼월

| 오늘 | 년   월   일   요일 | 날씨 : |

이름: 　　　　　　주소:

큰 그림 색칠 — 시각 자극, 집중력, 손 운동
화투와 똑같이 또는 마음대로 색칠해보세요!

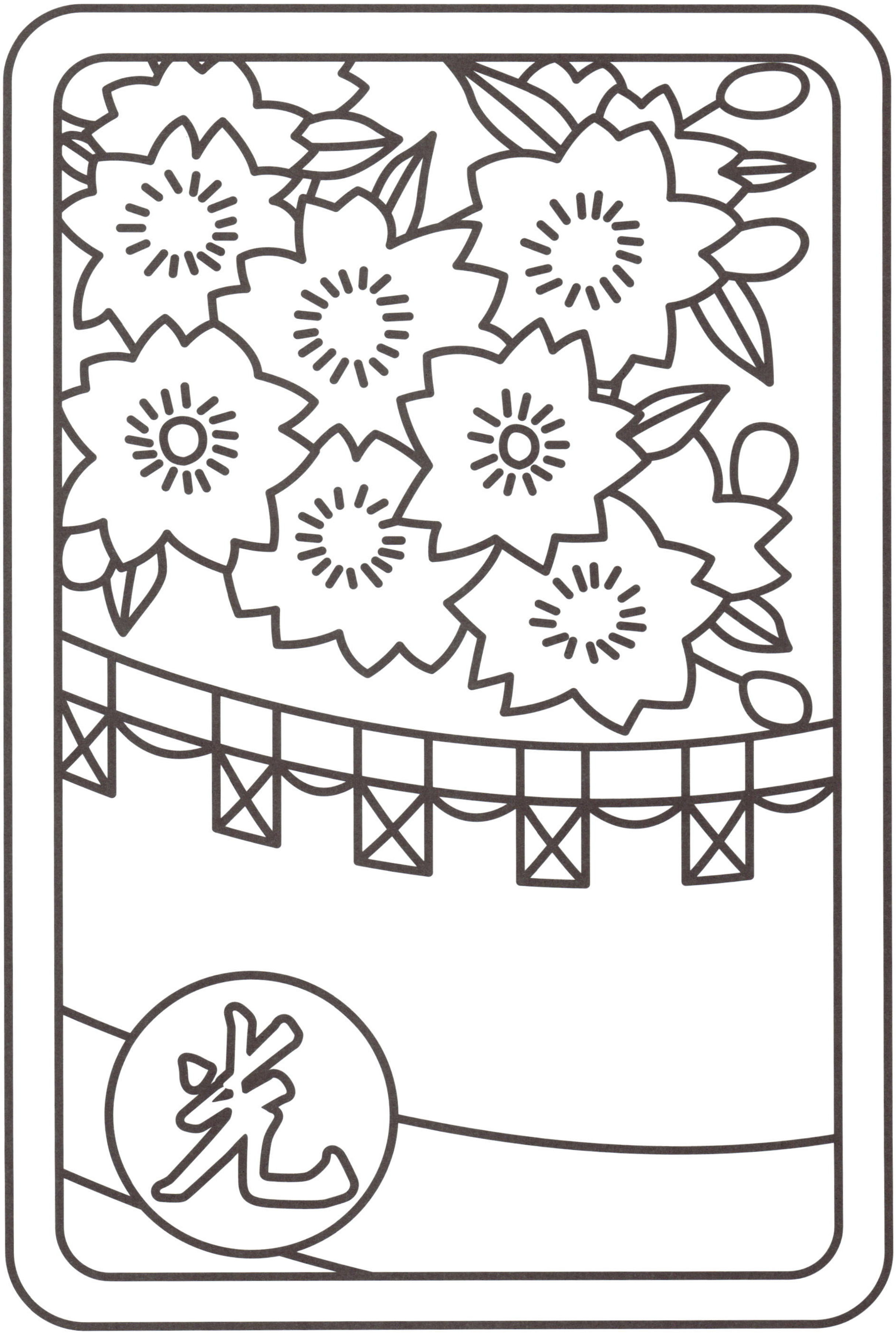

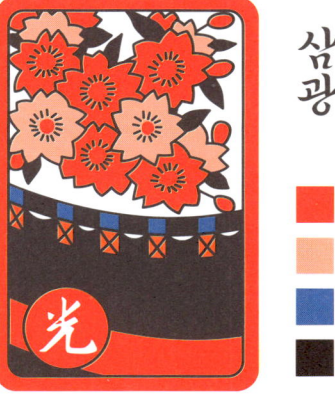

삼광

 **화투 사물 퀴즈**

두뇌 활성, 판단력, 인지력, 사고력 상승

아래 보기에서 적절한 단어를 찾아 빈칸을 채워보세요!

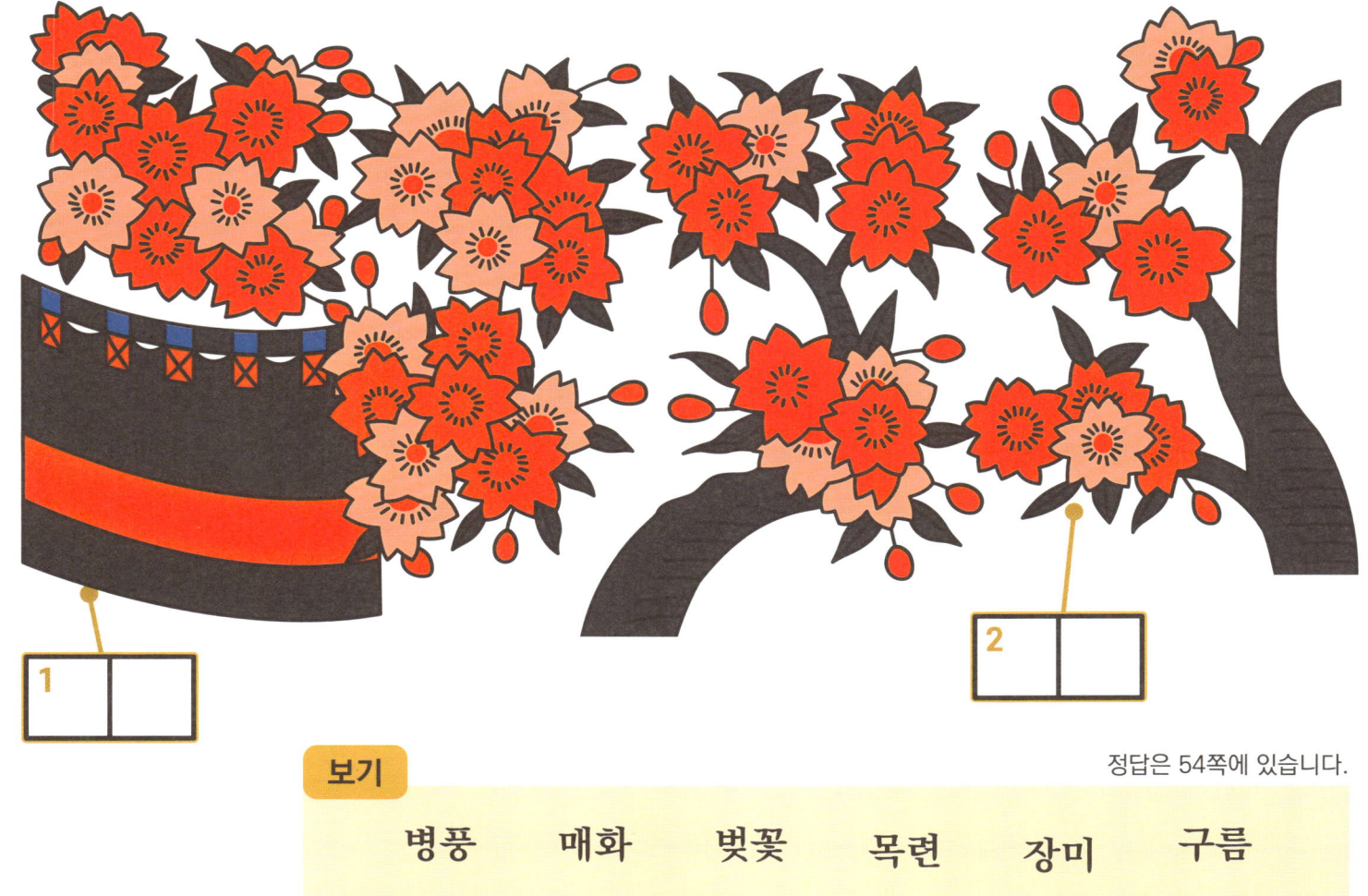

정답은 54쪽에 있습니다.

보기

병풍　매화　벚꽃　목련　장미　구름
만막　개나리　백합　뿌리　그릇　동백　담장

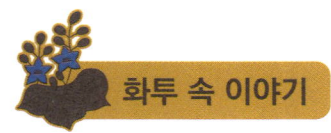 **화투 속 이야기**

호기심 해결, 뇌세포 자극

활짝 핀 벚꽃, 만막 속에서는 꽃놀이가 한창입니다.
일본의 꽃놀이인 하나미 풍경이 그려집니다.
꽃나무 근처에 병풍이나 만막을 치고, 그 속에서 시가나 음악을 즐겼습니다.
술을 마시고 도시락을 먹기도 했습니다.

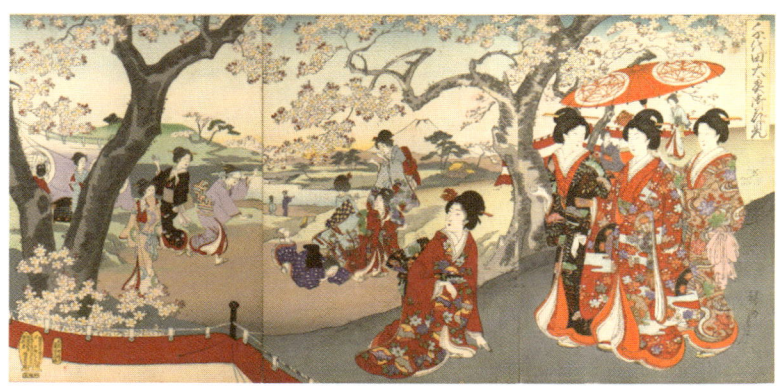

[치요다 성] 요슈 치카노부 (1838~1912). 메트로폴리탄 미술관.
https://www.metmuseum.org/art/collection/search/55829

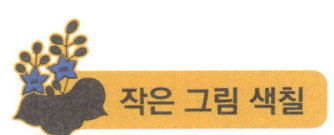
작은 그림 색칠

홍단

피 피

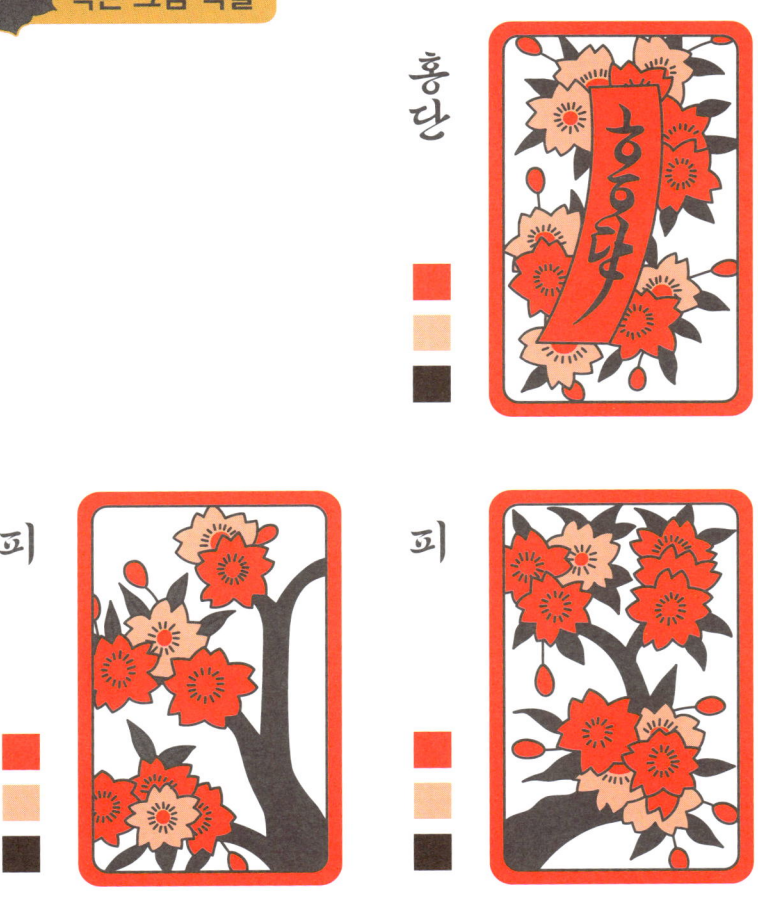
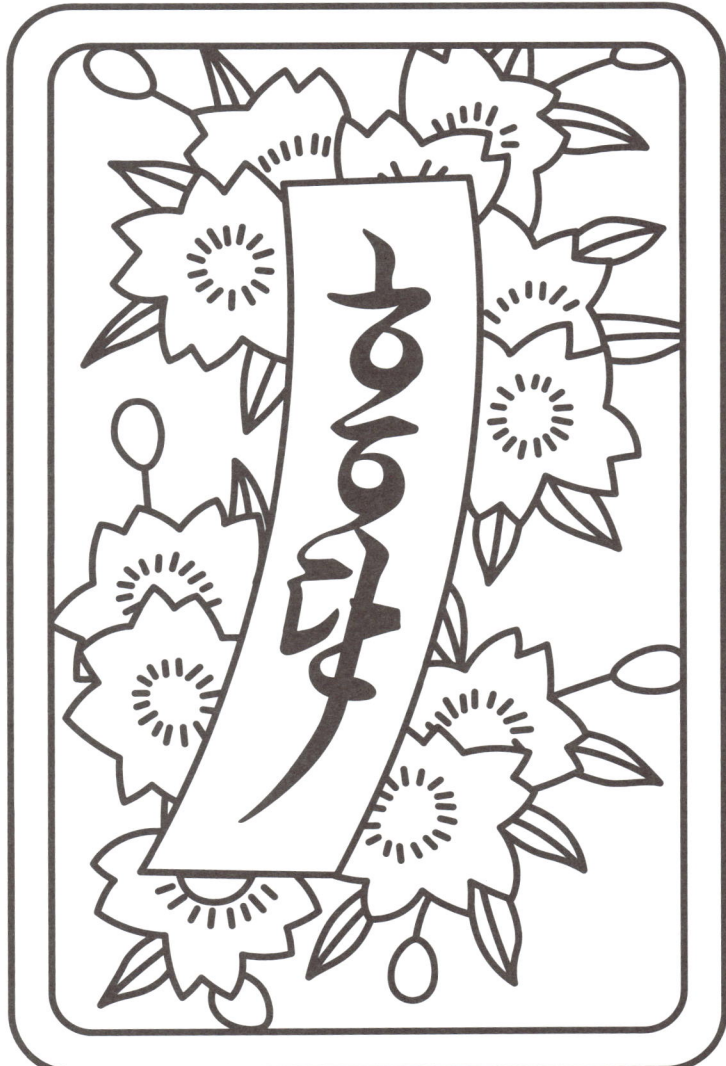
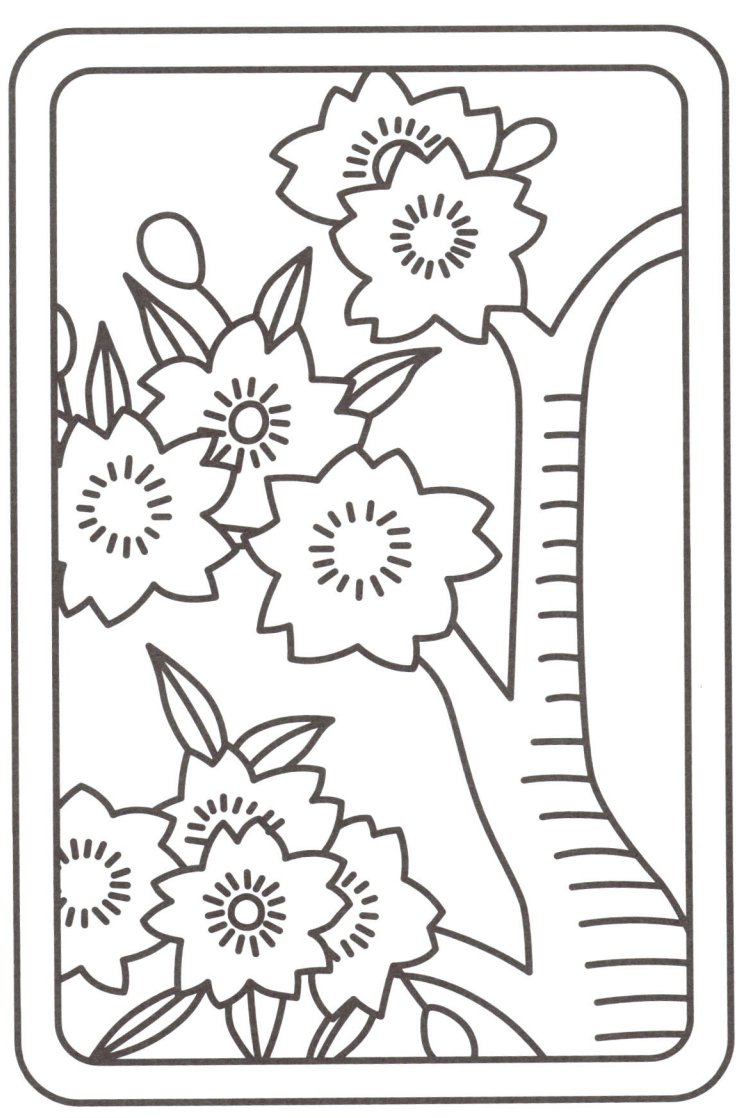
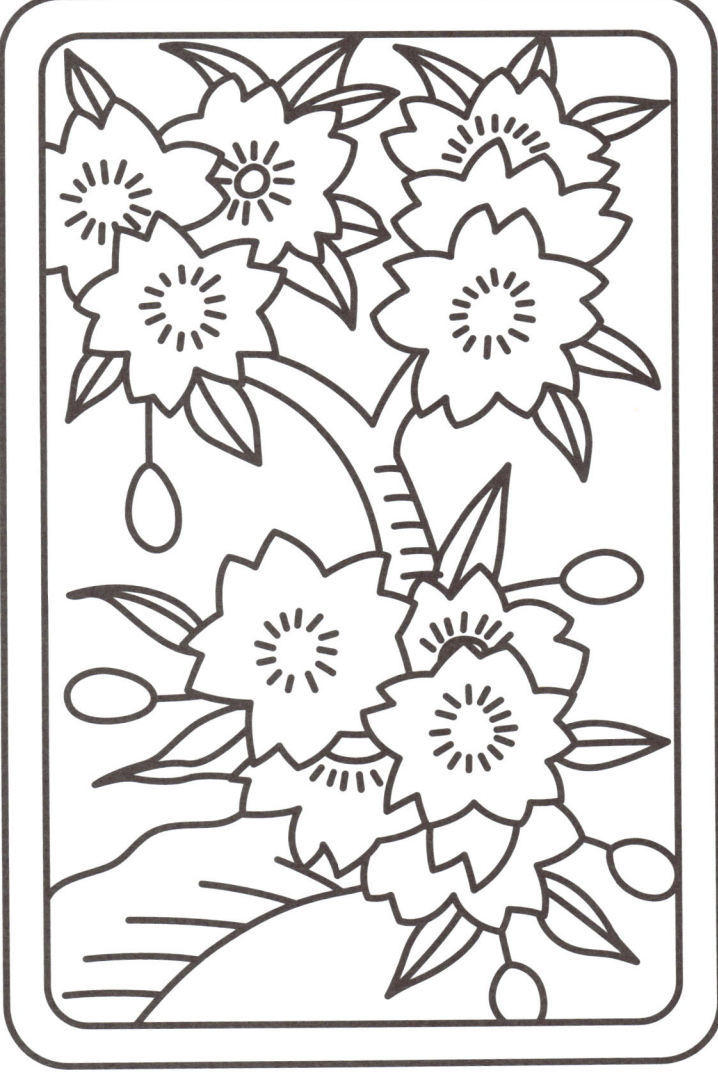

 **화투패 맞추기** **집중력, 관찰력**
어떤 화투패의 그림자인지 올바르게 연결해보세요!

   •   •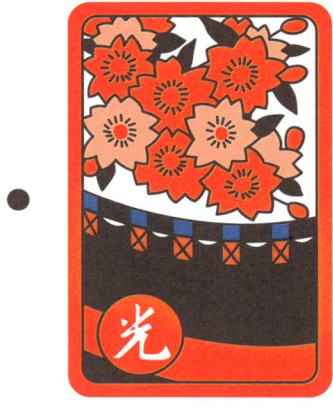

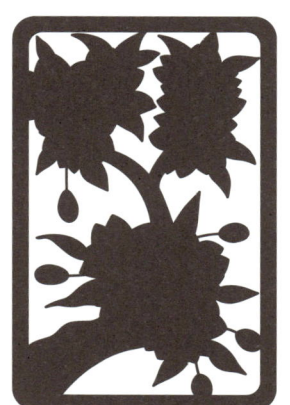   •   •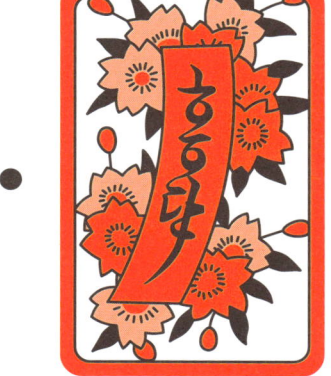

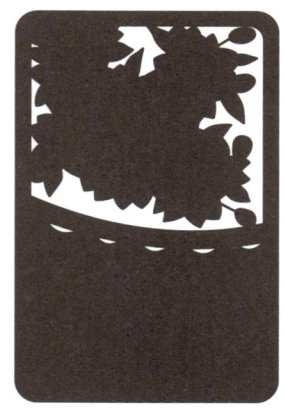   •   •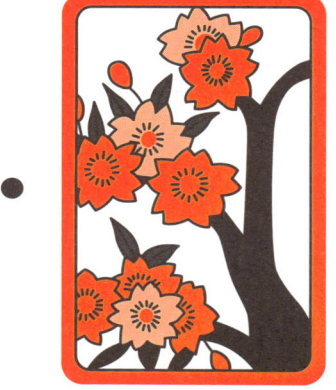

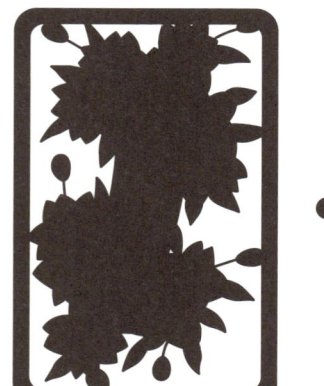   •   •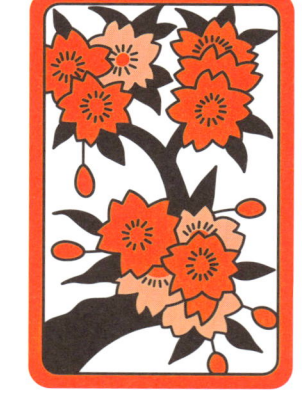

정답은 52쪽에 있습니다.

사월

| 오늘 | 년 월 일 요일 | 날씨 : |

이름 | 주소

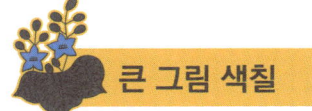 **큰 그림 색칠** 시각 자극, 집중력, 손 운동
화투와 똑같이 또는 마음대로 색칠해보세요!

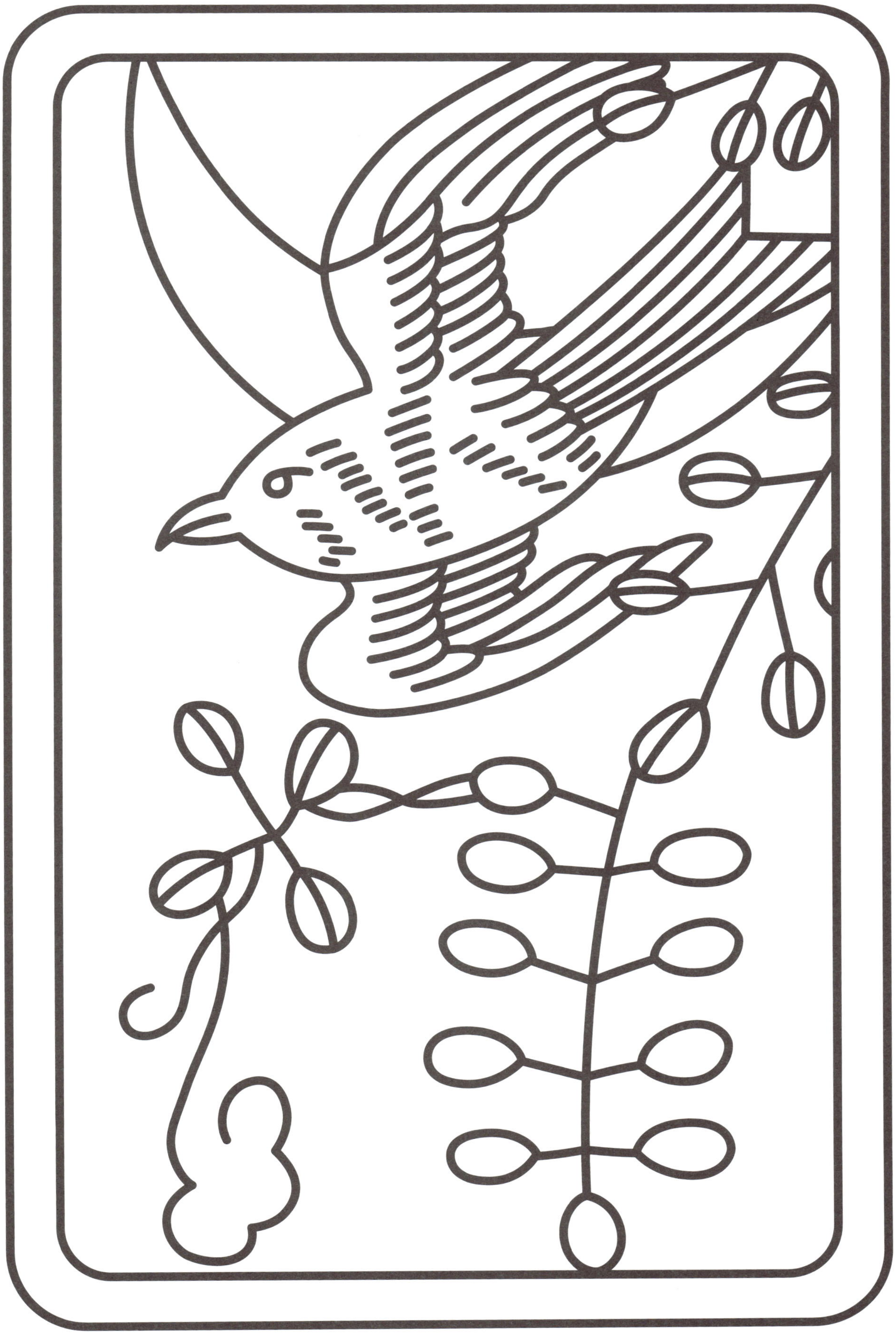

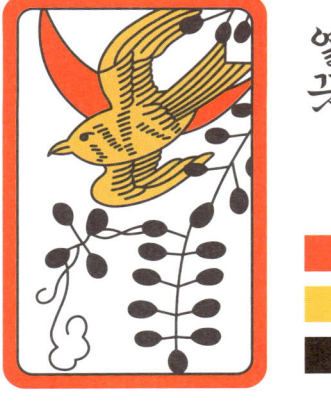

열끗

 **화투 사물 퀴즈**

두뇌 활성, 판단력, 인지력, 사고력 상승
아래 보기에서 적절한 단어를 찾아 빈칸을 채워보세요!

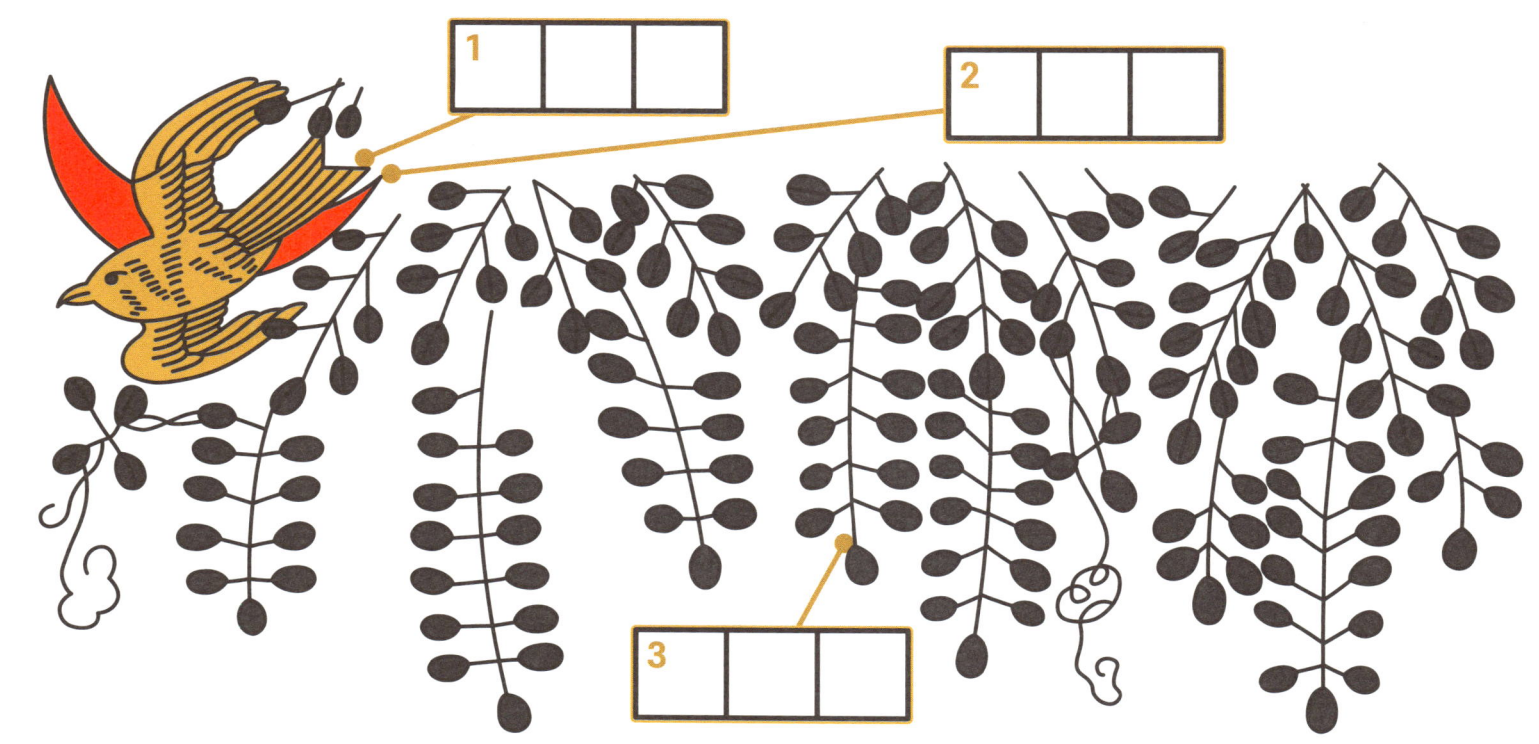

정답은 54쪽에 있습니다.

보기

담쟁이 두견이 그믐달 비둘기 해왕성 벚꽃
초승달 포도 참새 보름달 뿌리 등나무 뻐꾸기

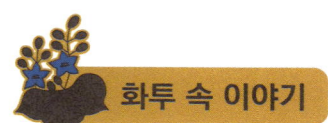 **화투 속 이야기**

호기심 해결, 뇌세포 자극
등나무 위로 두견새가 날아가고 있습니다.
일본에서는 길게 핀 등나무꽃은 장수, 그리고 불사를 상징합니다.
오다 노부나가, 도요토미 히데요시, 도쿠가와 이에야스 세 명의 성격을
두견새가 울지 않을 때의 반응에 비유한 이야기도 전해옵니다.

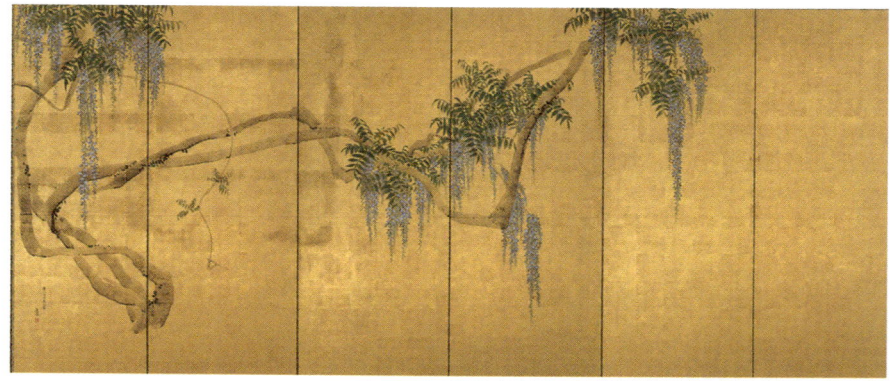

[등화도] 마루야마 오쿄(1733~1795). 네즈미술관.
https://bunka.nii.ac.jp/heritages/detail/209856

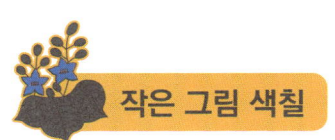 작은 그림 색칠

초단
피
피

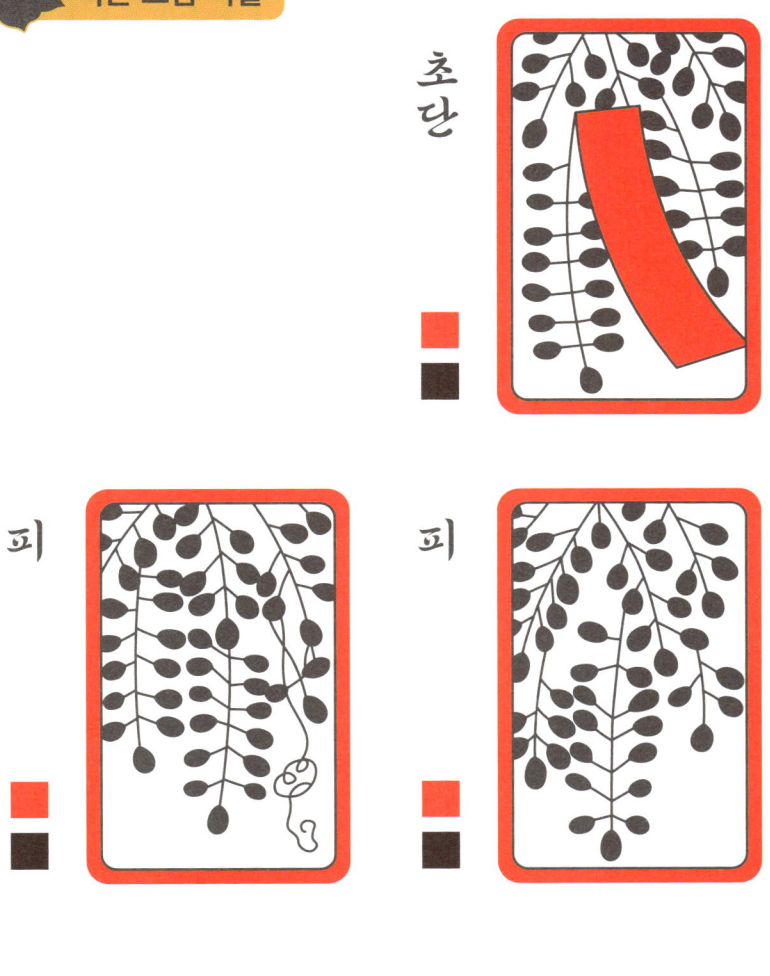
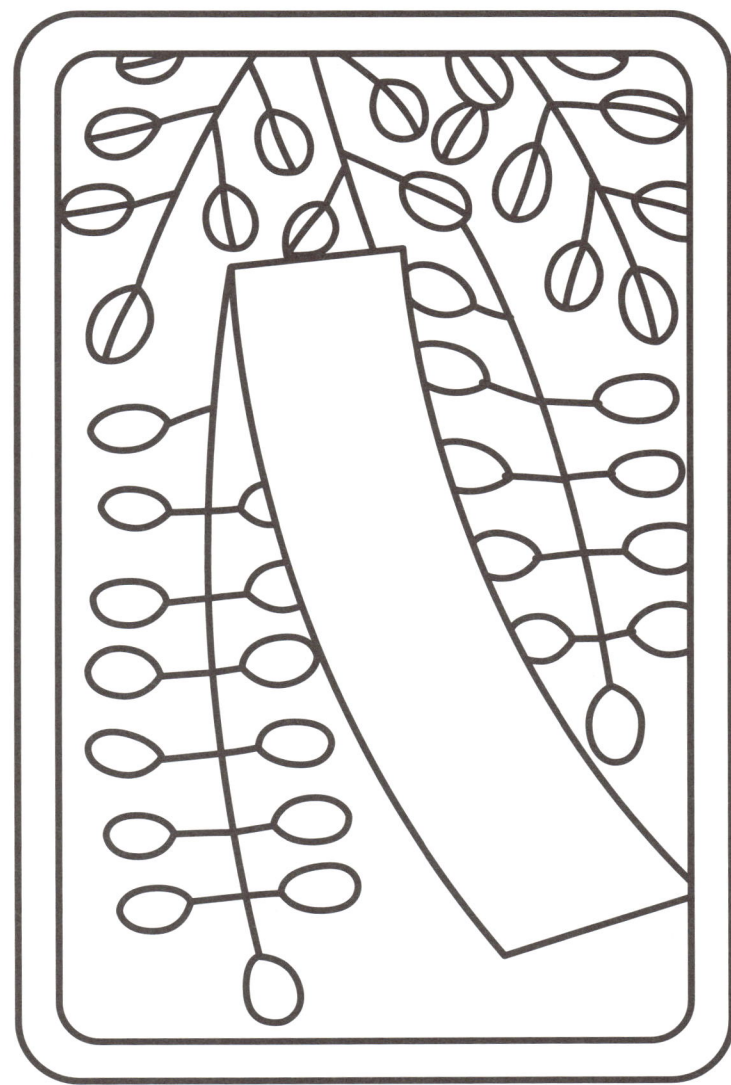
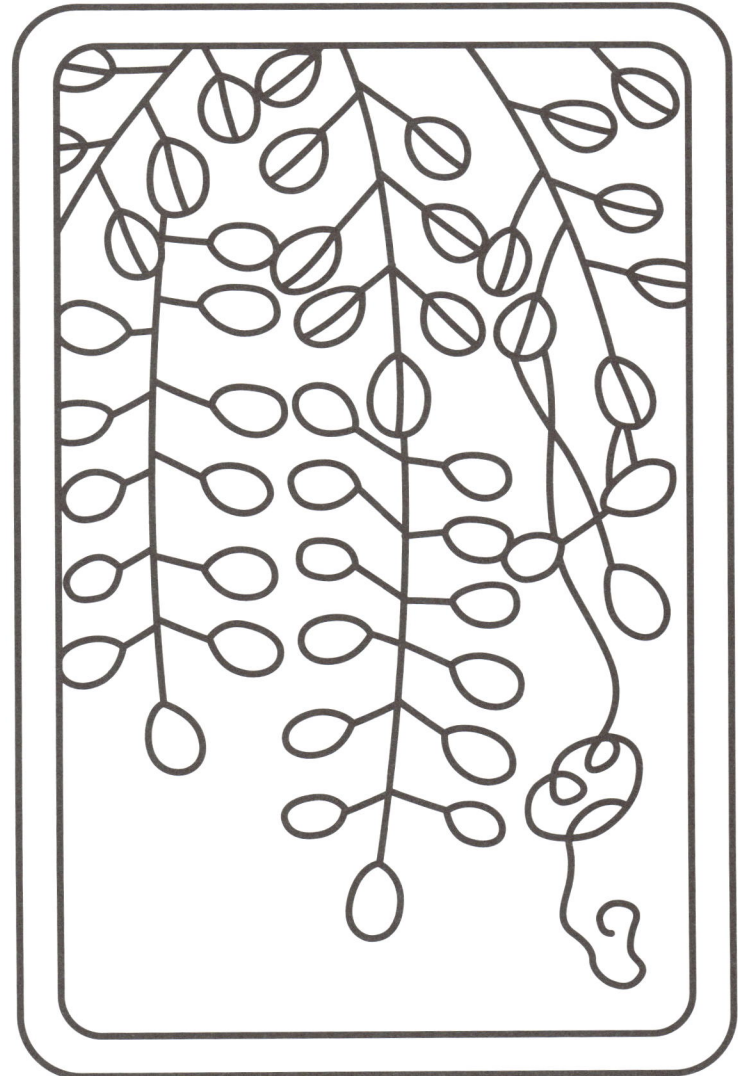
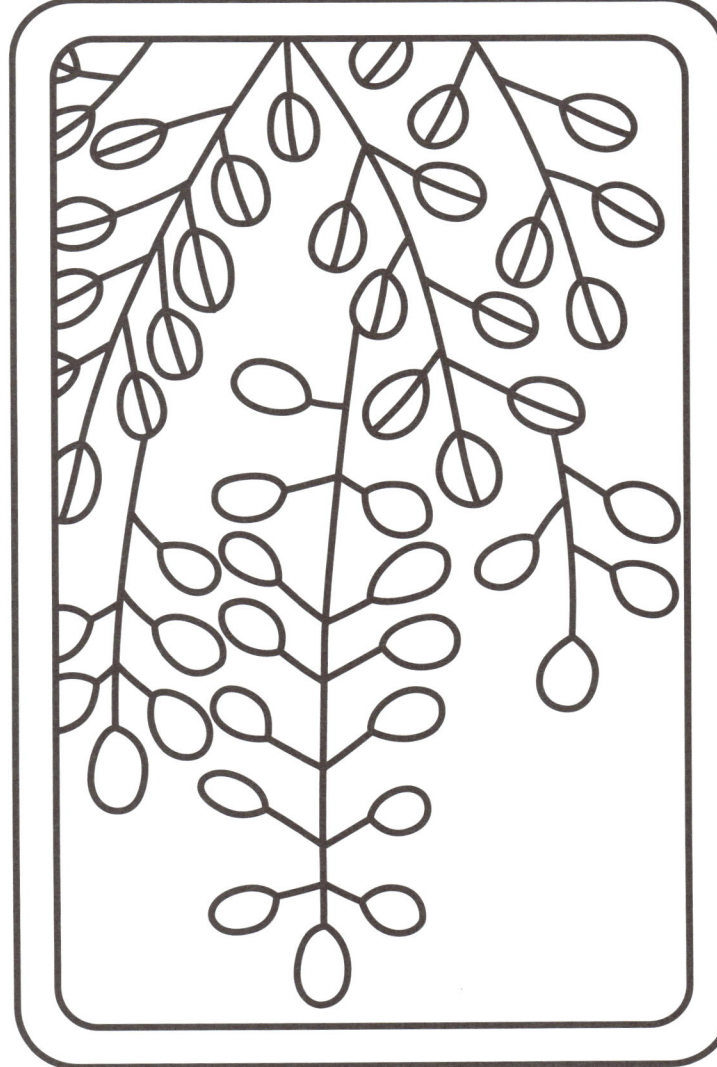

17

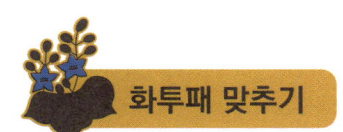 **화투패 맞추기**

집중력, 관찰력
어떤 화투패의 그림자인지 올바르게 연결해보세요!

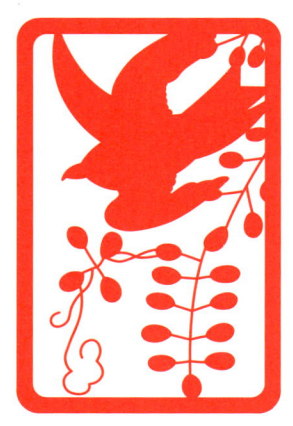 •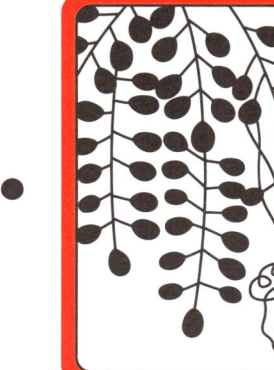

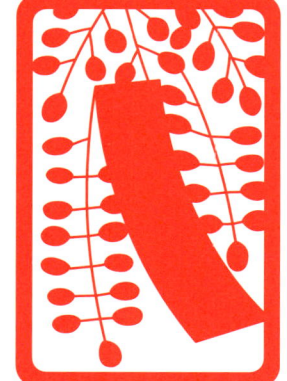 •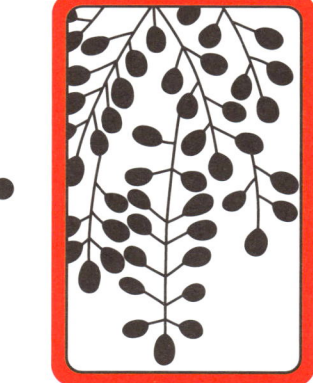

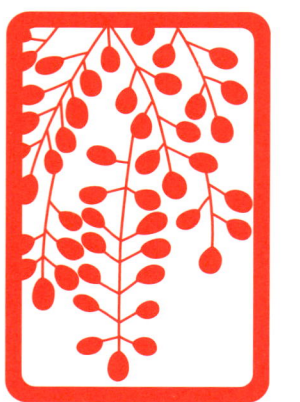 •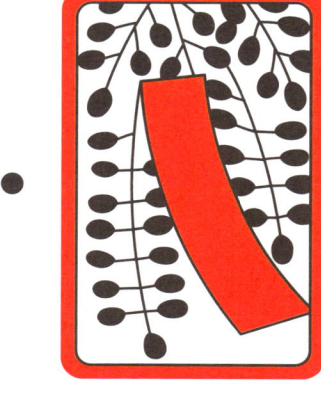

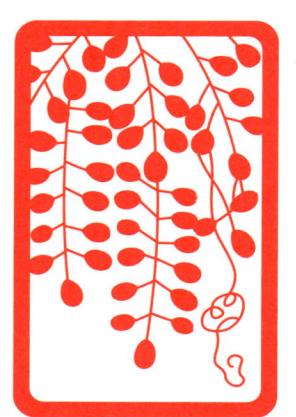 •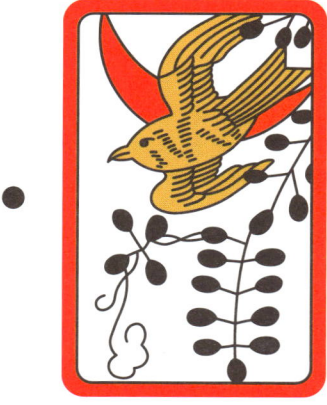

정답은 52쪽에 있습니다.

오월

오늘 년 월 일 요일 | 날씨 :

이름

주소

큰 그림 색칠

시각 자극, 집중력, 손 운동

화투와 똑같이 또는 마음대로 색칠해보세요!

열끗

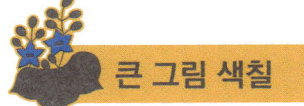

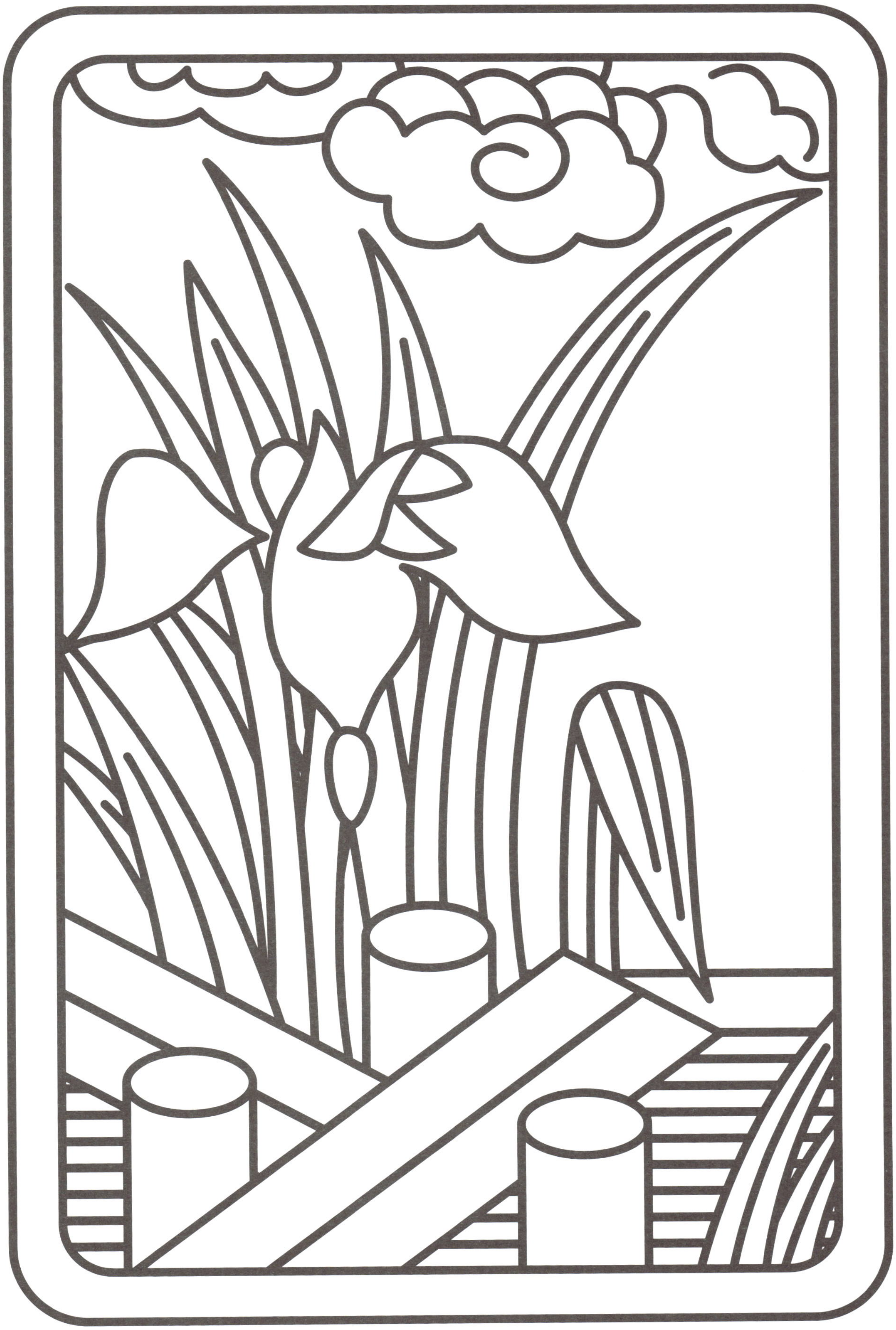

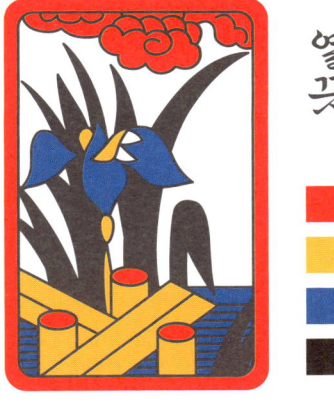

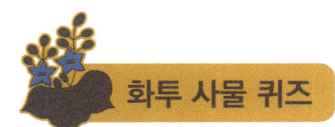 **화투 사물 퀴즈**

두뇌 활성, 판단력, 인지력, 사고력 상승

아래 보기에서 적절한 단어를 찾아 빈칸을 채워보세요!

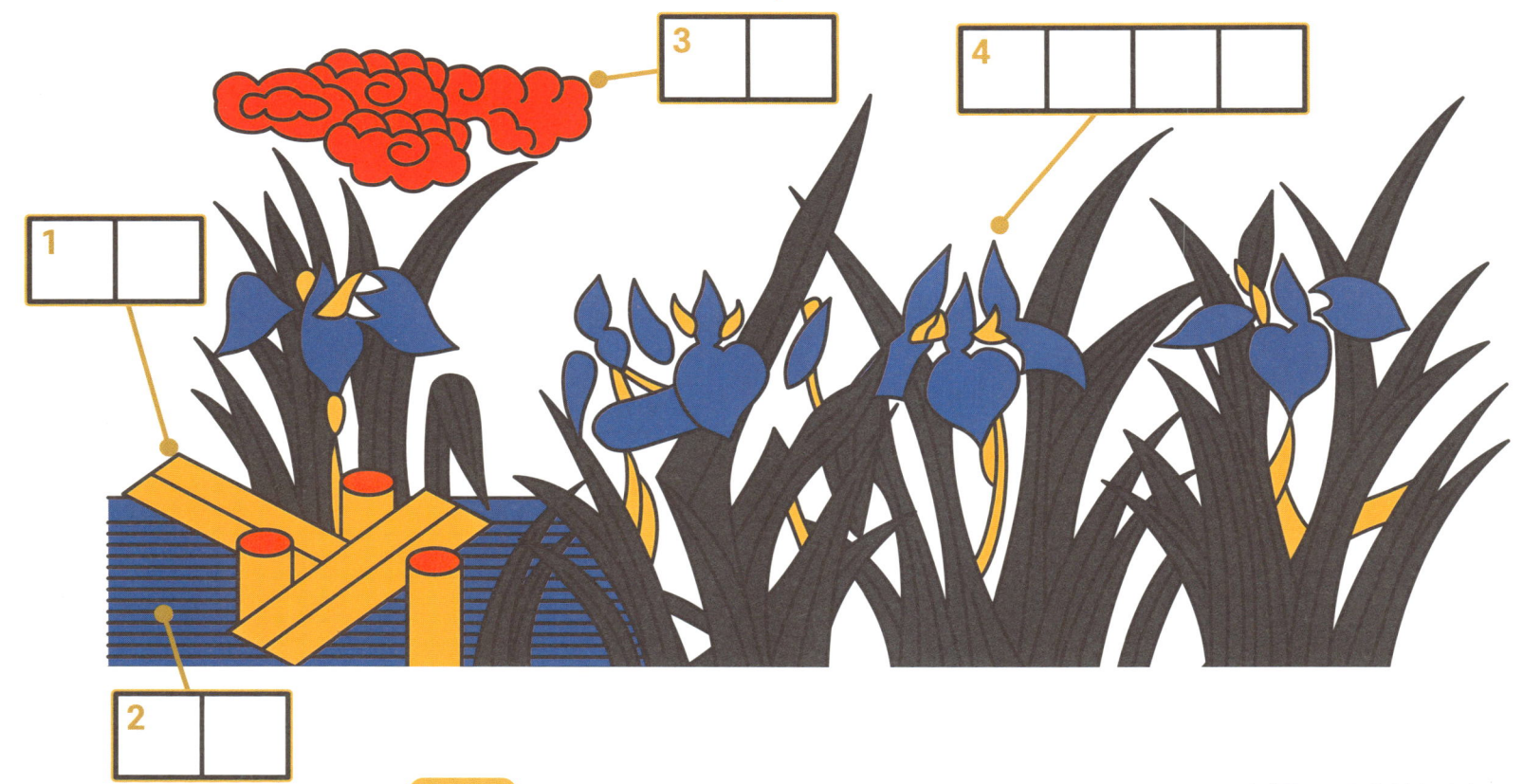

보기

정답은 54쪽에 있습니다.

새　　장미　　다리　　맨드라미　　습지　　거북
나비　　제비붓꽃　　백합　　잎　　바위　　달　　구름

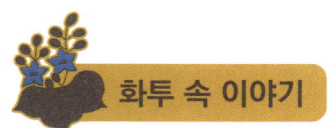 **화투 속 이야기**

호기심 해결, 뇌세포 자극

제비붓꽃이 핀 습지에 다리가 놓였습니다.
야쓰하시는 습지에서 자라는 제비붓꽃을 가까이에서
감상하기 위해 습지 위에 만들어진 다리 구조물입니다.
제비붓꽃의 꽃말은 우아한 심정 또는 행운입니다.

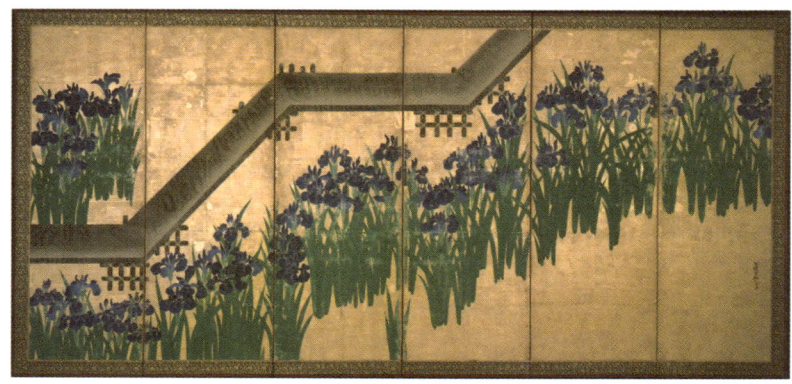

[야쓰하시도 병풍] 오가타 고린 (1658~1716). 메트로폴리탄 미술관.
https://www.metmuseum.org/art/collection/search/39664

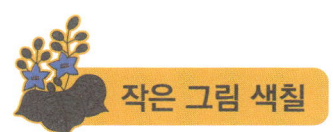작은 그림 색칠

초단

피 피

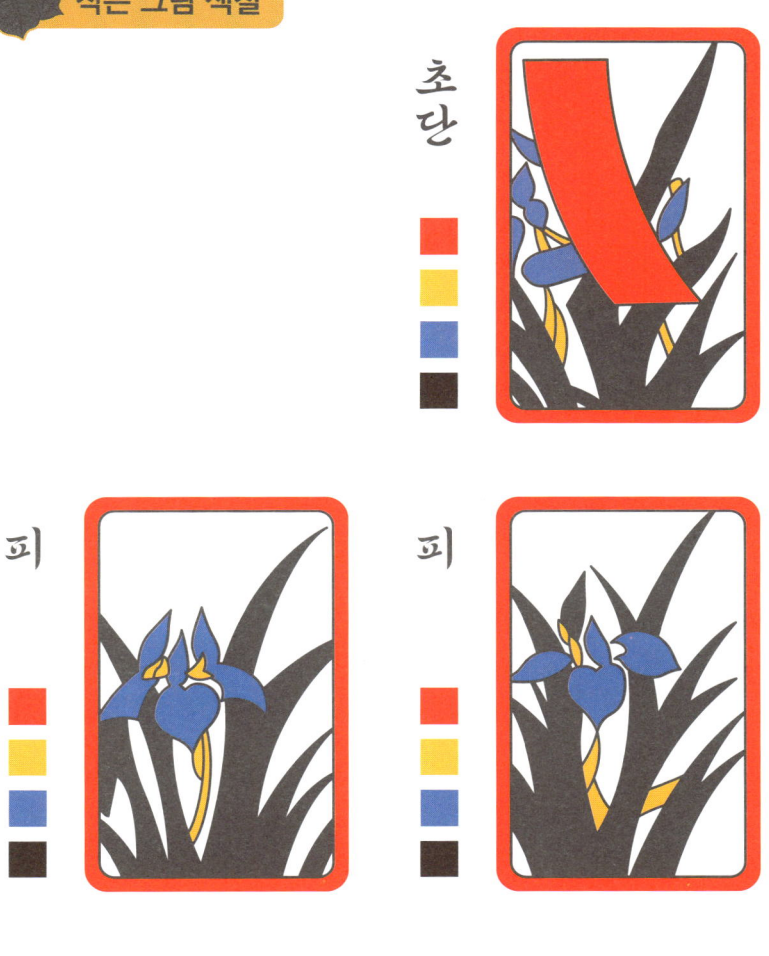
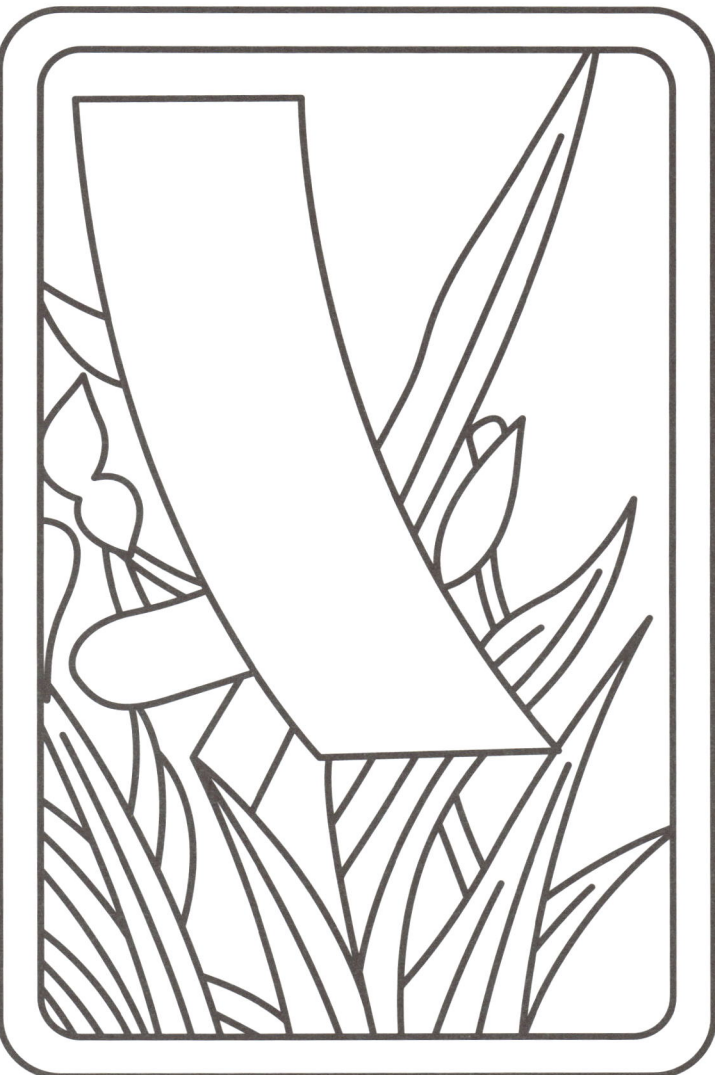
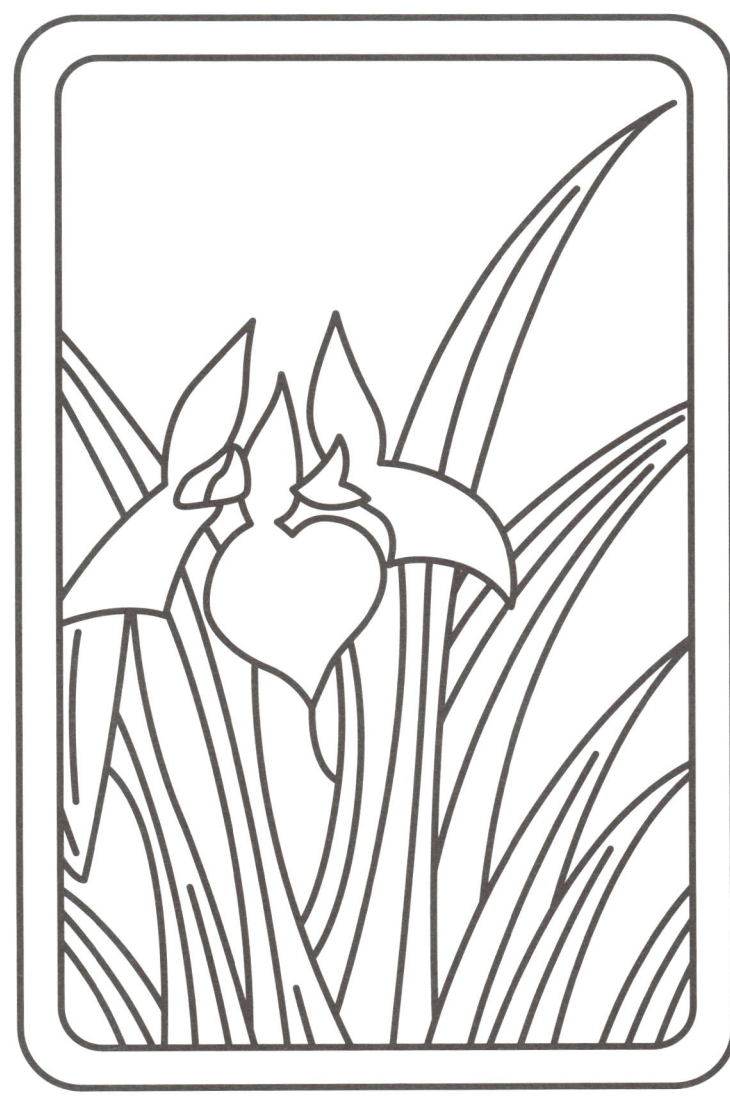
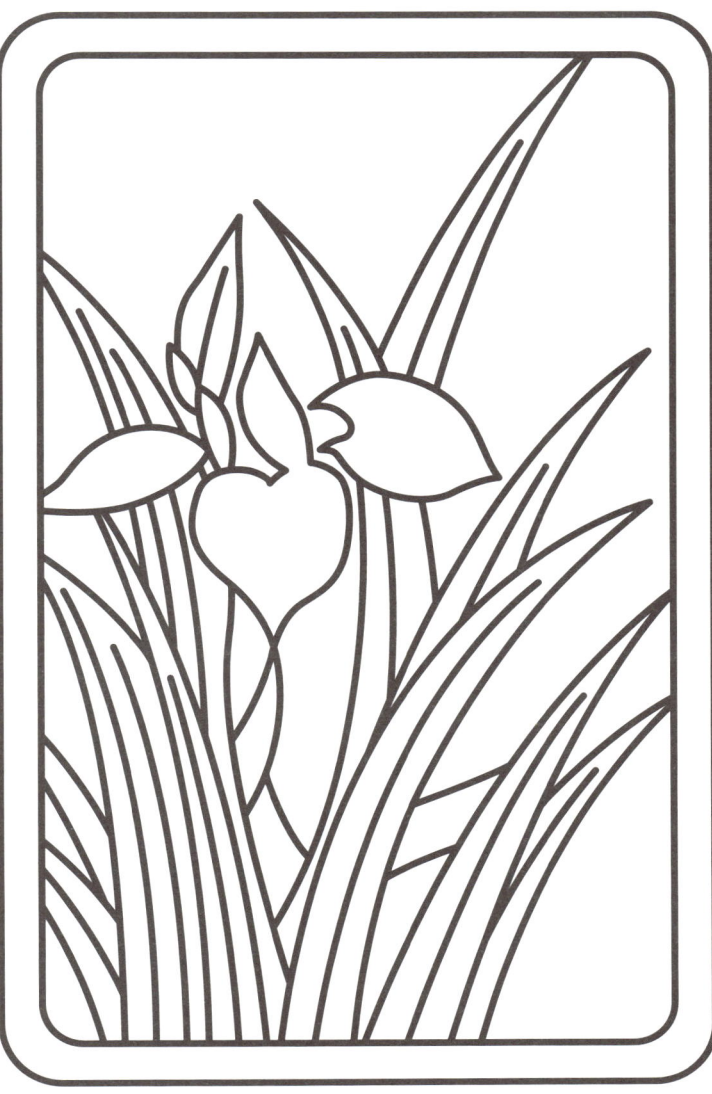

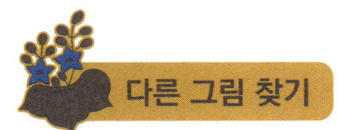 **집중력, 관찰력**

위와 아래 그림 중 서로 다른 부분을 찾아보세요! (6군데)

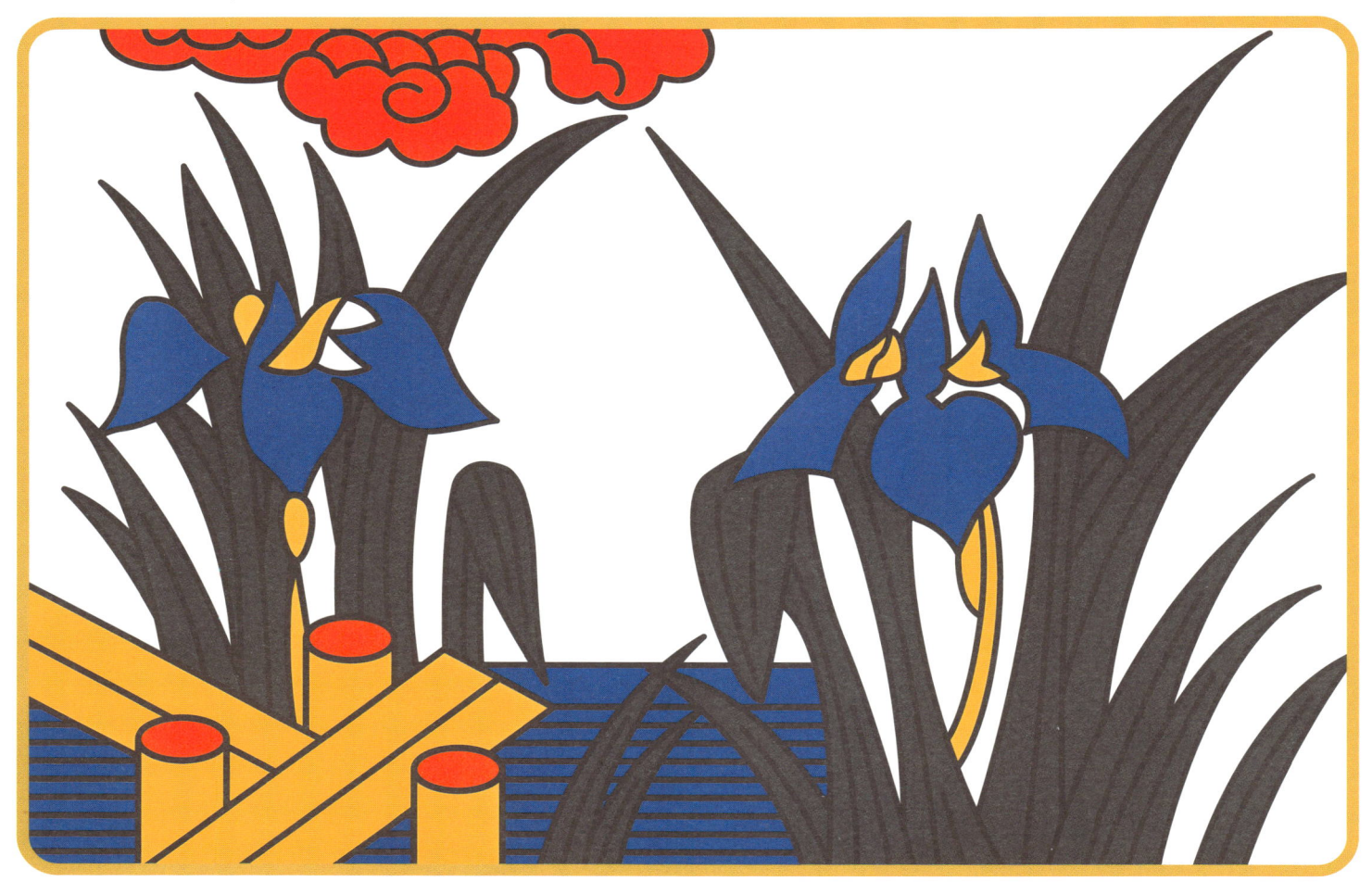

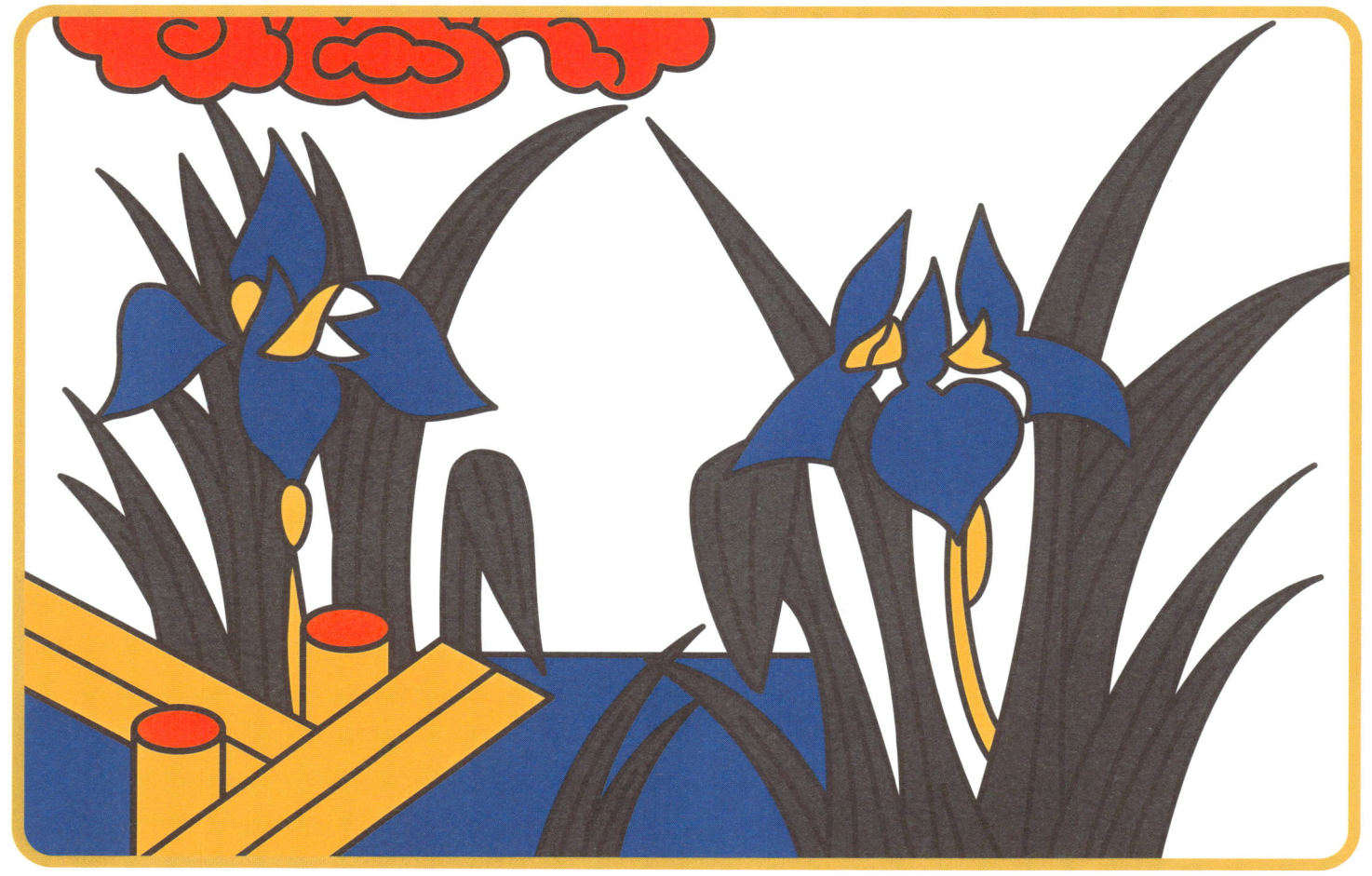

정답은 53쪽에 있습니다.

유월

| 오늘 | 년　　월　　일　　요일 | 날씨 : |

이름 |　　　　　　　　| 주소 |　　　　　　　　　　　　　　|

 **시각 자극, 집중력, 손 운동**
큰 그림 색칠　　화투와 똑같이 또는 마음대로 색칠해보세요!

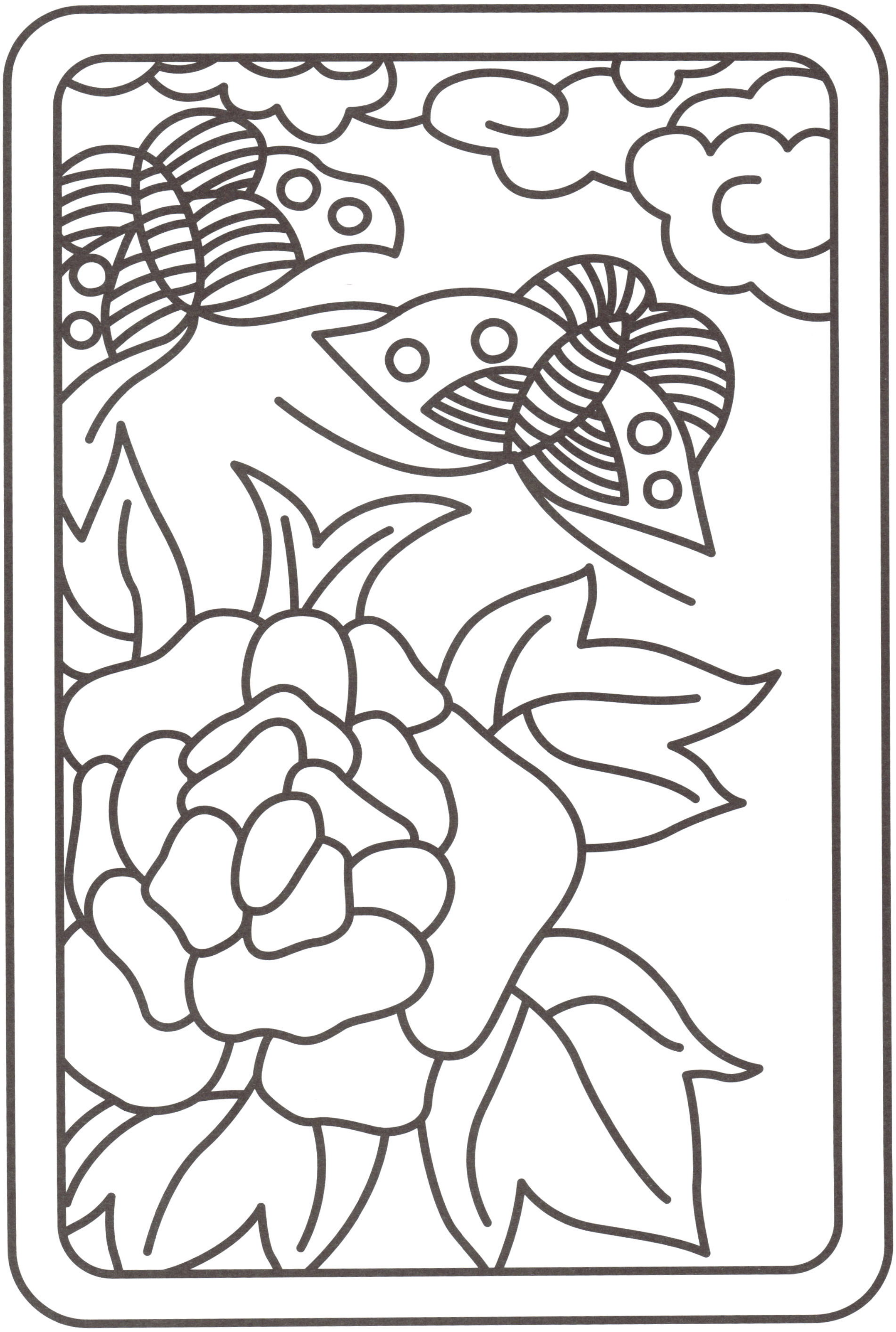

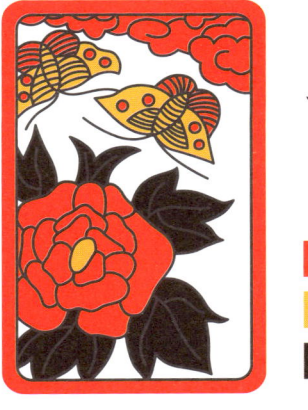

모란꽃

 **화투 사물 퀴즈**

두뇌 활성, 판단력, 인지력, 사고력 상승

아래 보기에서 적절한 단어를 찾아 빈칸을 채워보세요!

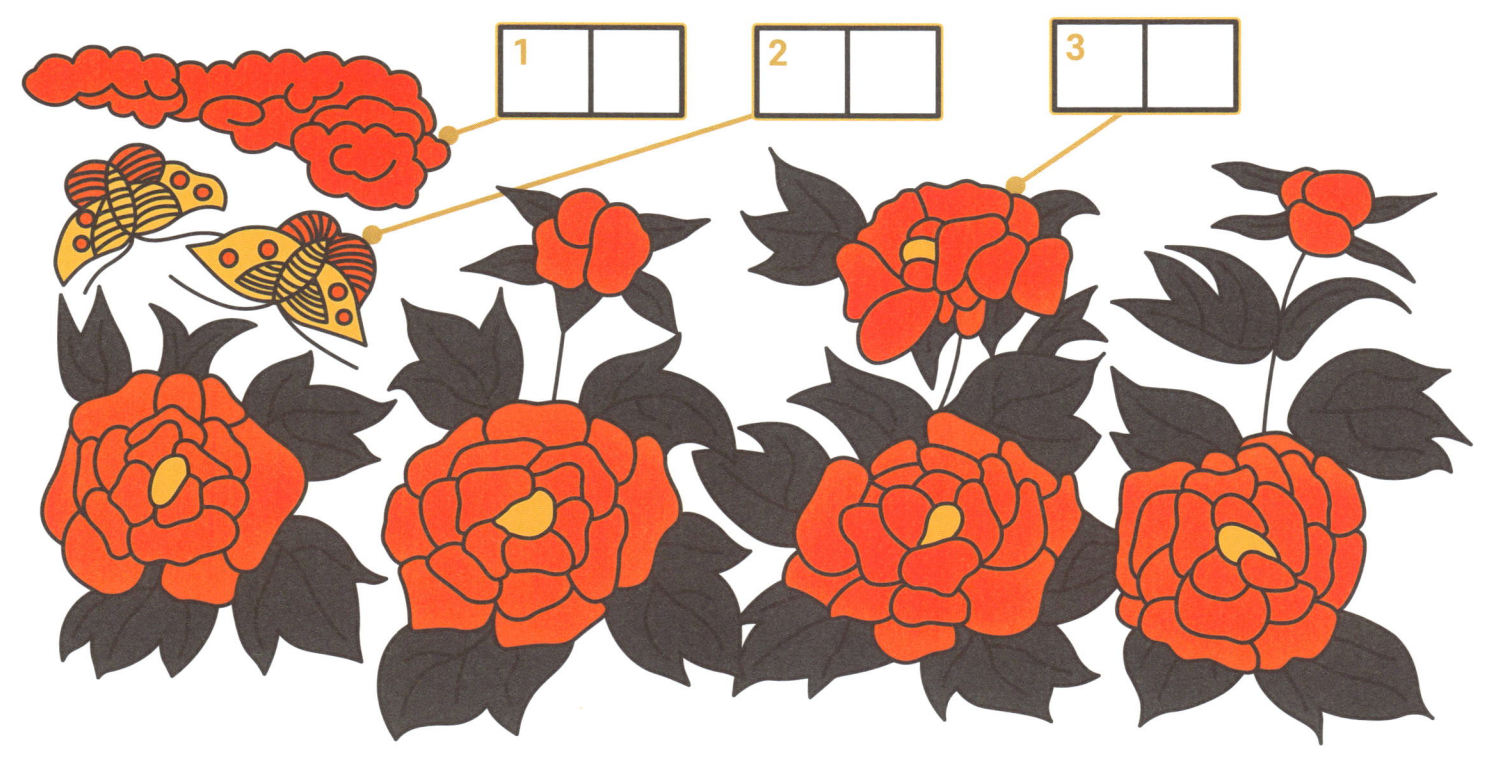

보기

정답은 54쪽에 있습니다.

동백   모란   매화   국화   나비   파리
구름   바위   참새   목화   난초   모기   철쭉

 **화투 속 이야기**

호기심 해결, 뇌세포 자극

활짝 핀 모란 위로 나비가 날아듭니다.

나비는 부활을 상징합니다. 알, 애벌레, 번데기의 변태 과정을 거치는 모습이 마치 새로 태어나는 것 처럼 보이기 때문입니다.

부귀의 상징인 모란과 함께 그려져 더욱 좋은 의미를 갖게 되었습니다.

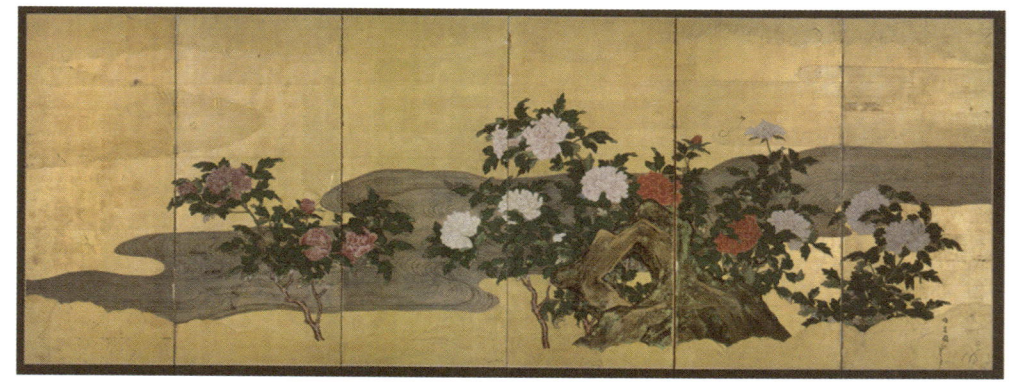

[모란도 병풍] 바이쇼 모로노부(1728~1807). 국립고궁박물관.
https://www.gogung.go.kr/appointView.do?cultureSeq=608LJE

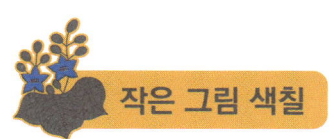 작은 그림 색칠

청단
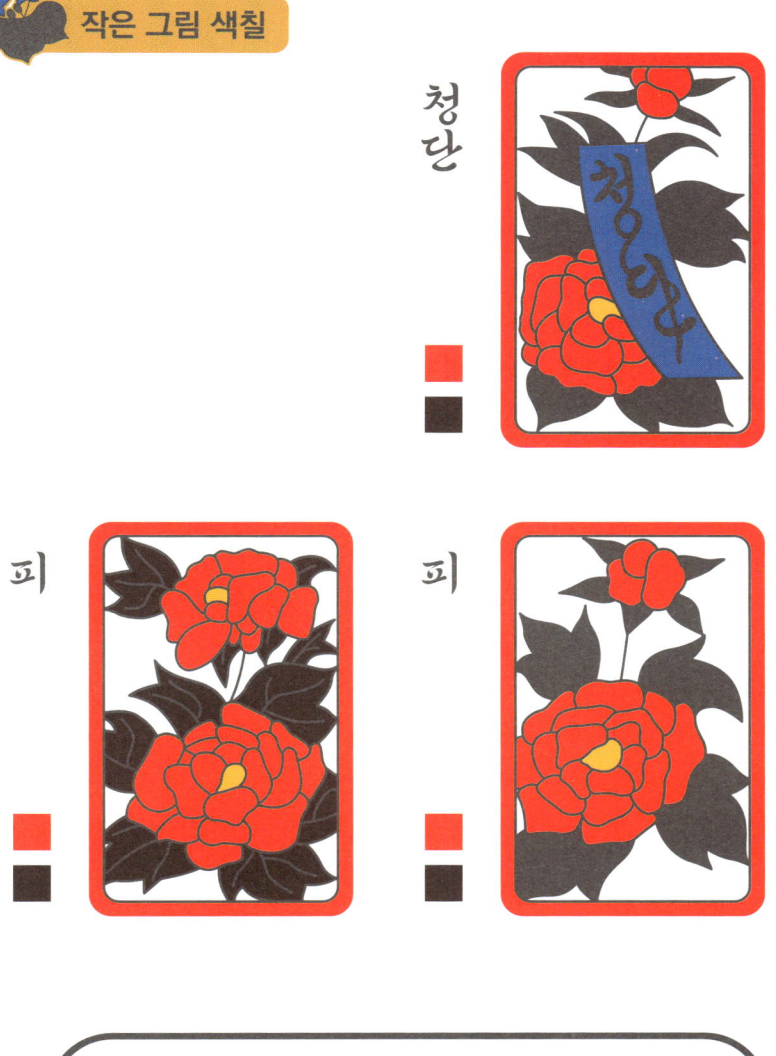

피

피

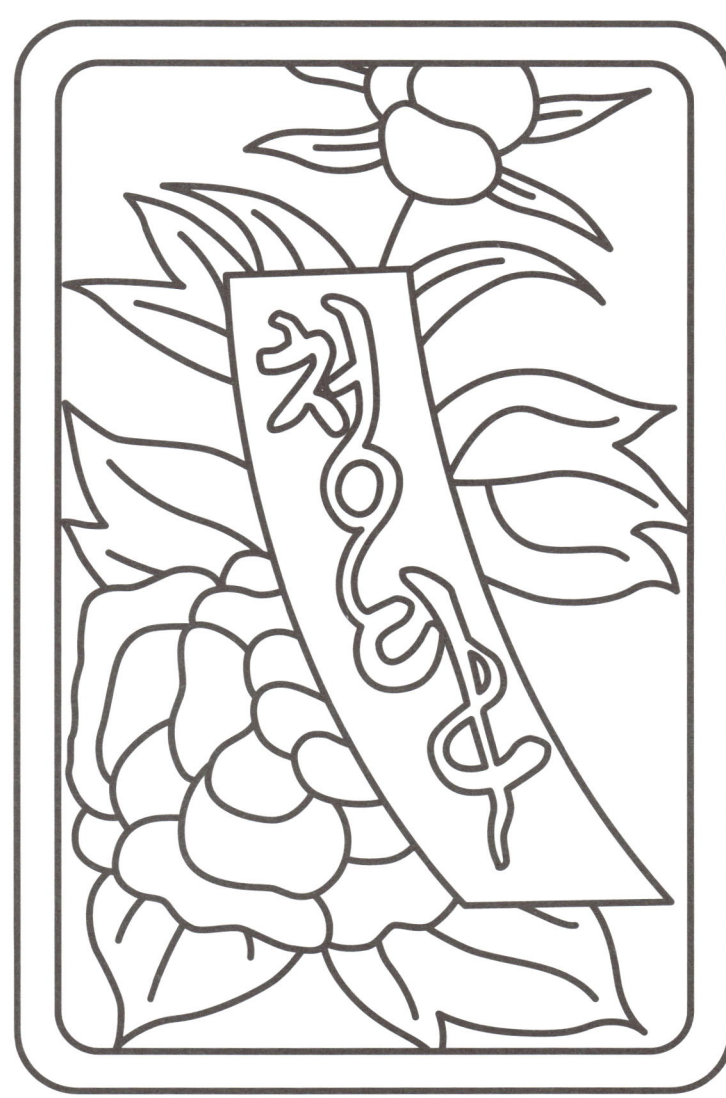

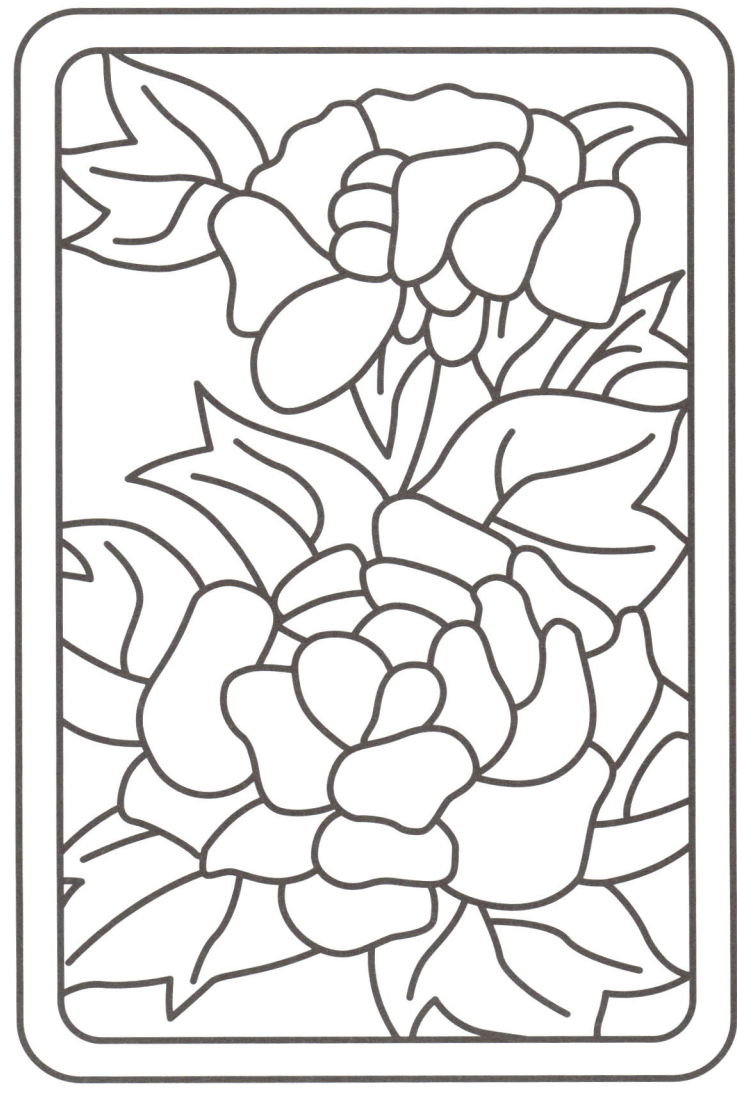

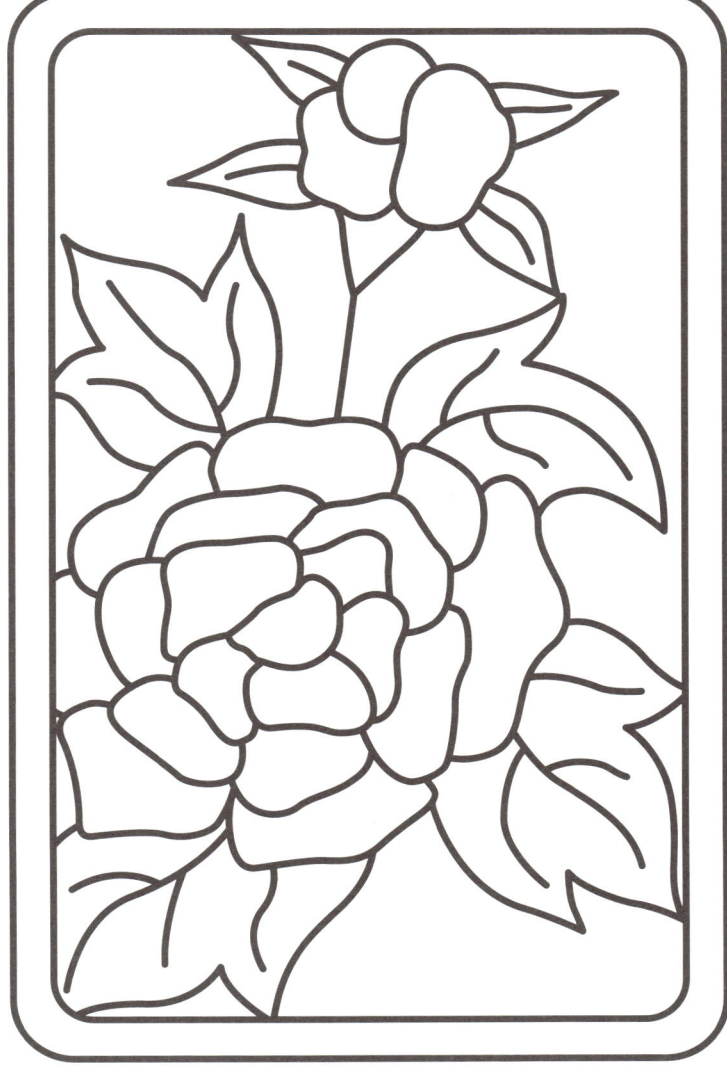

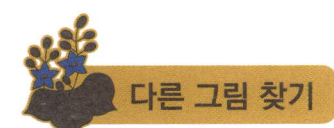

다른 그림 찾기 — 집중력, 관찰력

위와 아래 그림 중 서로 다른 부분을 찾아보세요! (6군데)

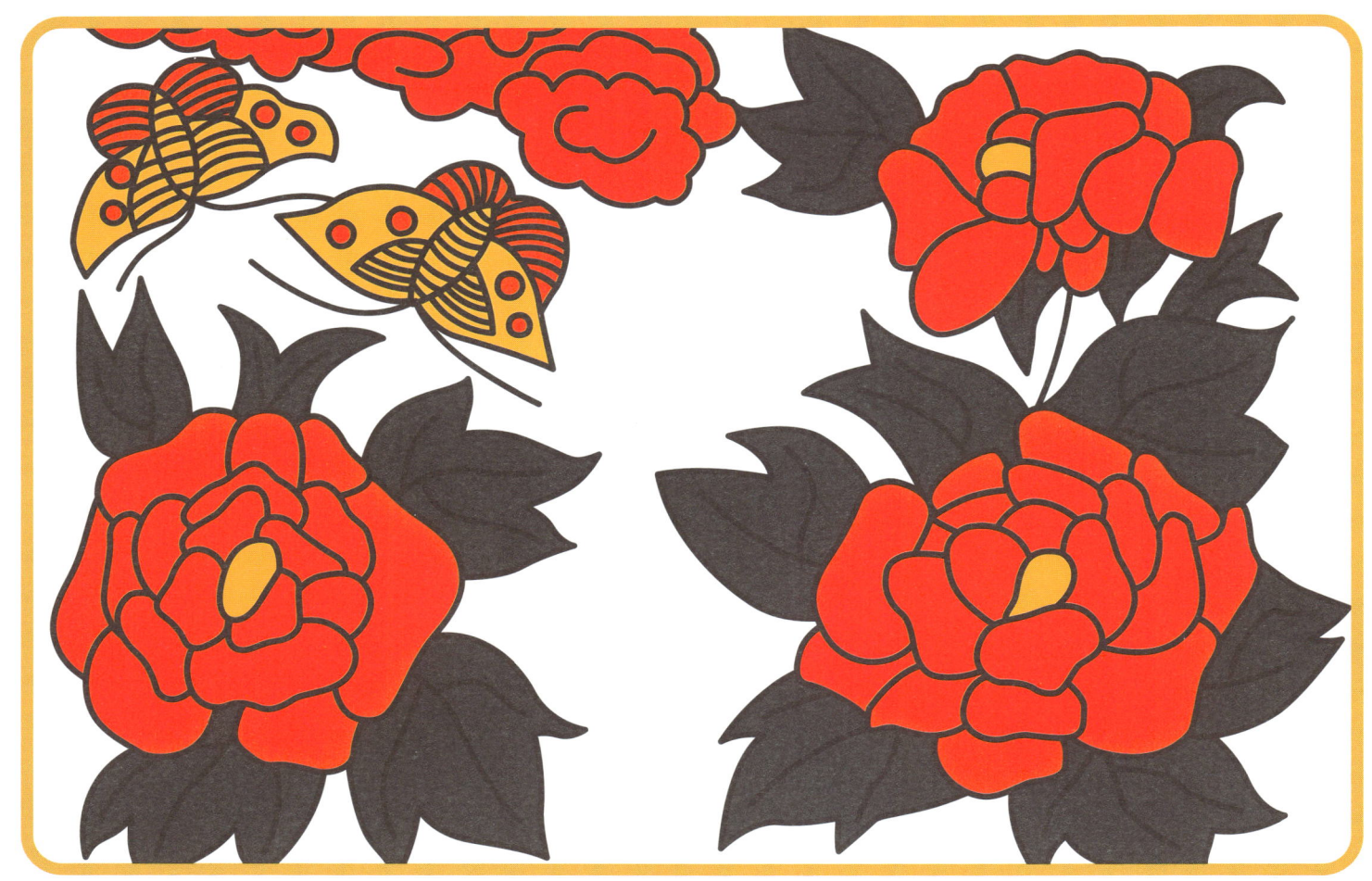

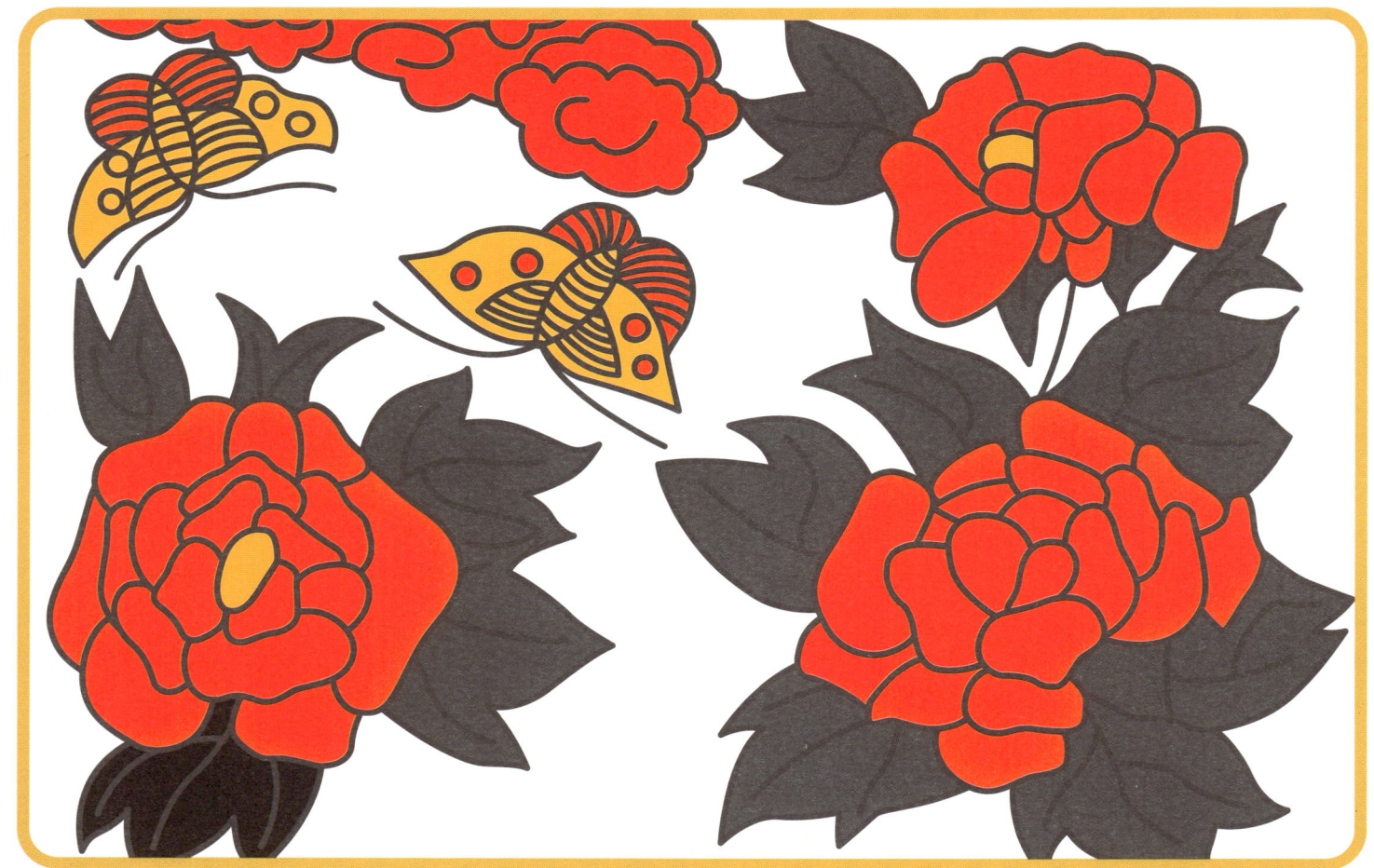

정답은 53쪽에 있습니다.

칠월

| 오늘 | 년 월 일 요일 | 날씨 : |

이름　　　　　　　　　주소

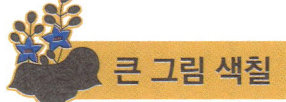 **큰 그림 색칠**　시각 자극, 집중력, 손 운동
화투와 똑같이 또는 마음대로 색칠해보세요!

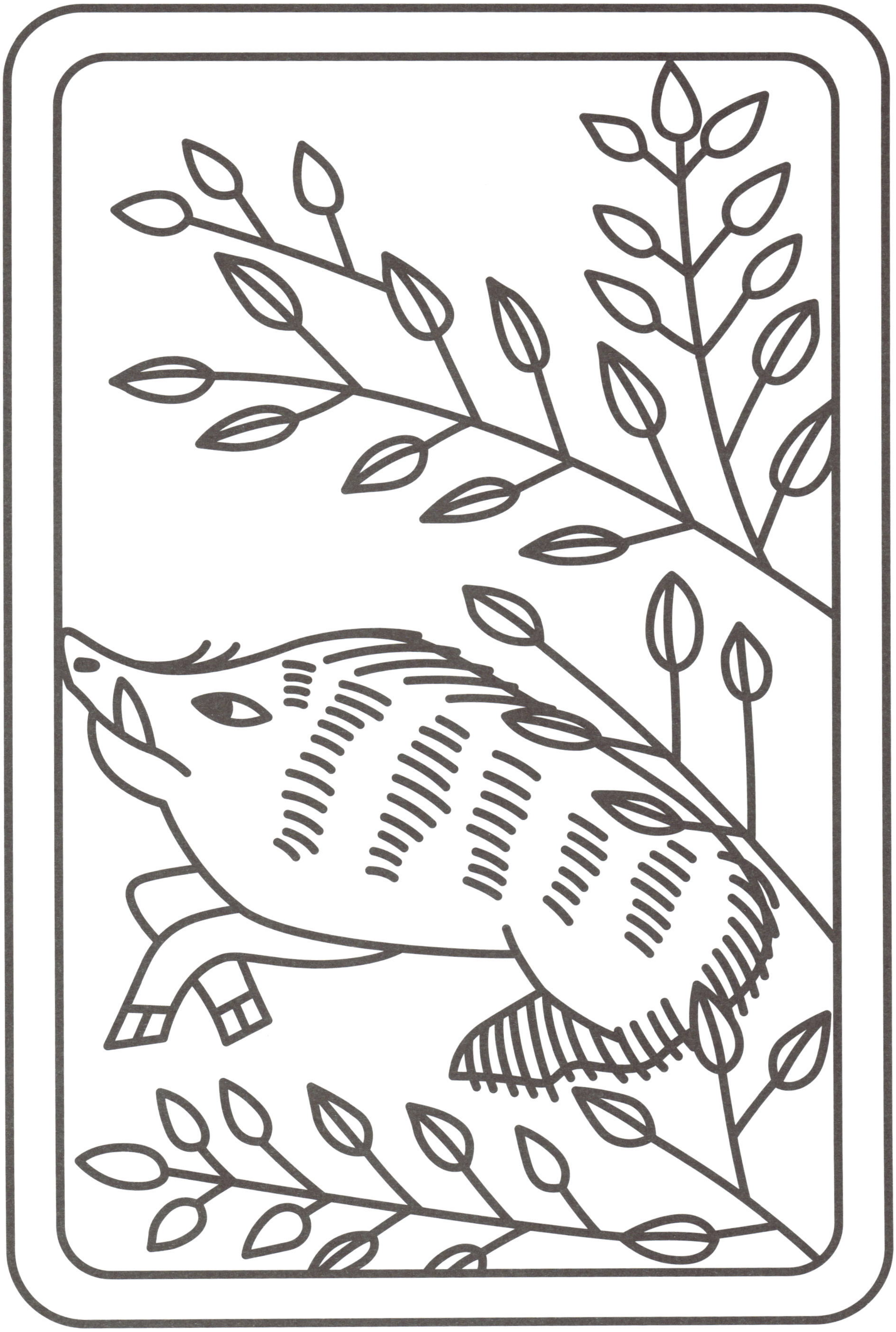

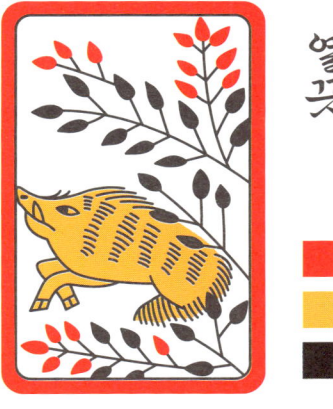

27

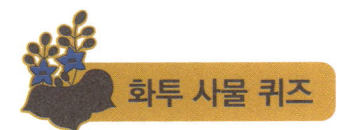

화투 사물 퀴즈 두뇌 활성, 판단력, 인지력, 사고력 상승
아래 보기에서 적절한 단어를 찾아 빈칸을 채워보세요!

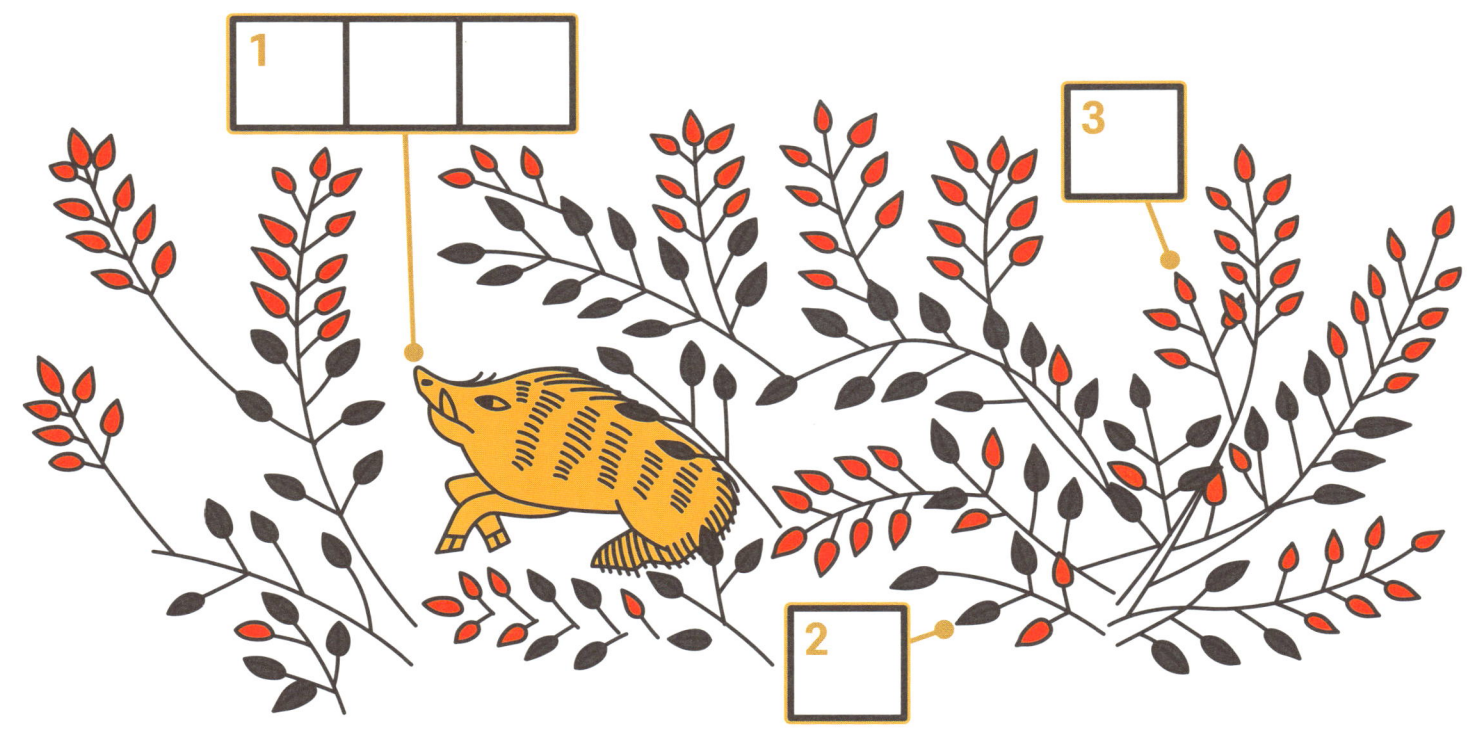

보기

정답은 54쪽에 있습니다.

| 별 | 토끼 | 거북 | 두더지 | 꽃 | 사자 |
| 앵두 | 멧돼지 | 고라니 | 잎 | 바위 | 눈 | 사슴 |

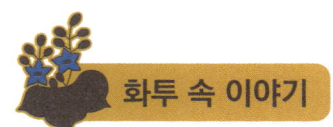

화투 속 이야기 호기심 해결, 뇌세포 자극

싸리나무 아래에서 멧돼지가 쉬고 있습니다.
싸리는 옛부터 일본인에게 친숙한 식물입니다.
멧돼지 역시 좋은 기세나 다산을 상징하는 동물로써
둘다 좋은 상징으로 여겨진다고 합니다.

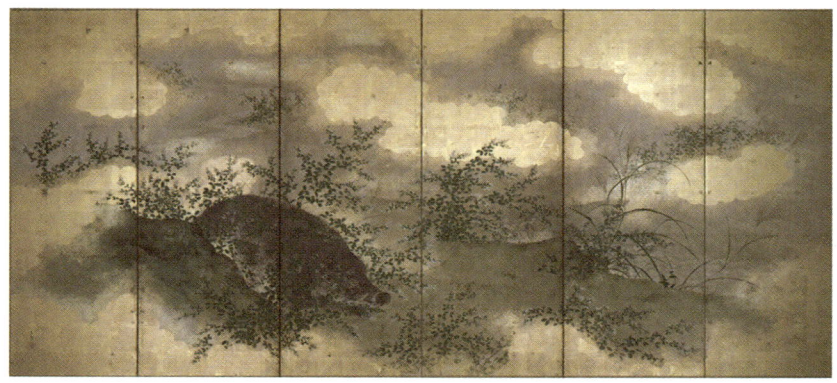

[하기노 이노도 병풍] 도쿄 국립 박물관 소장
https://bunka.nii.ac.jp/heritages/detail/453858

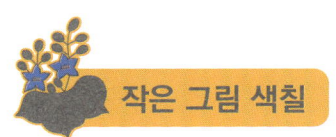

초단
피
피

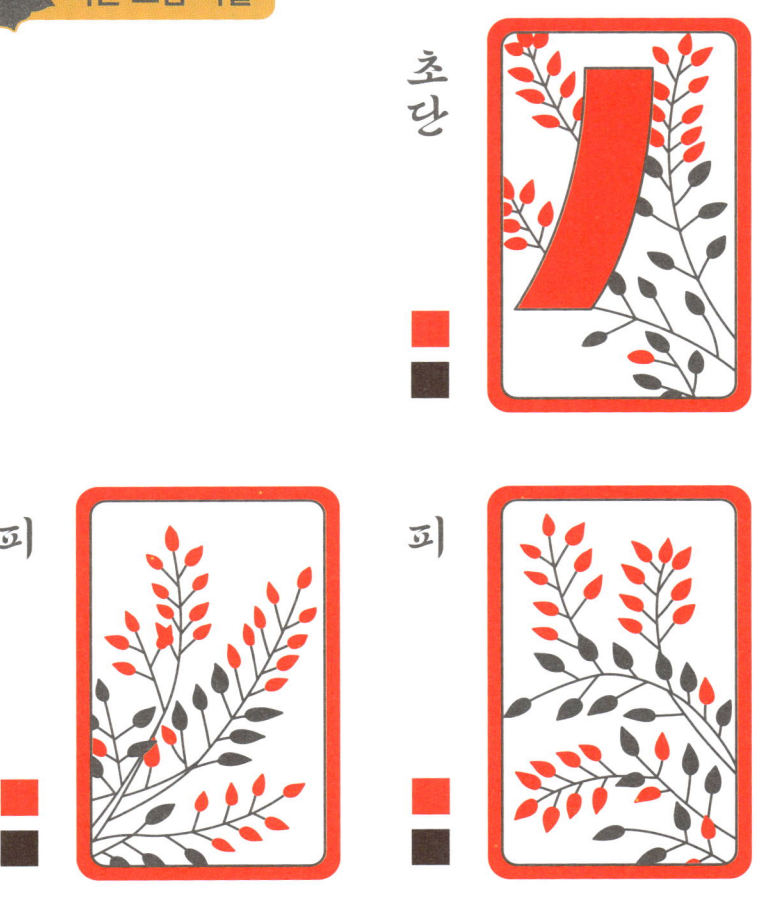
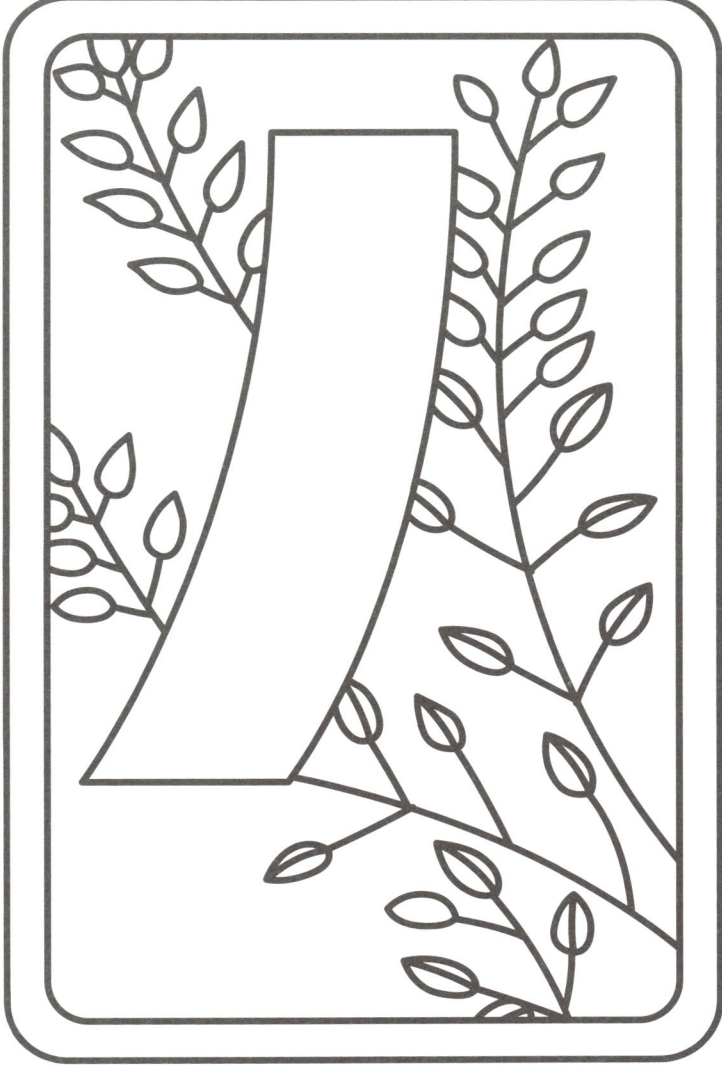
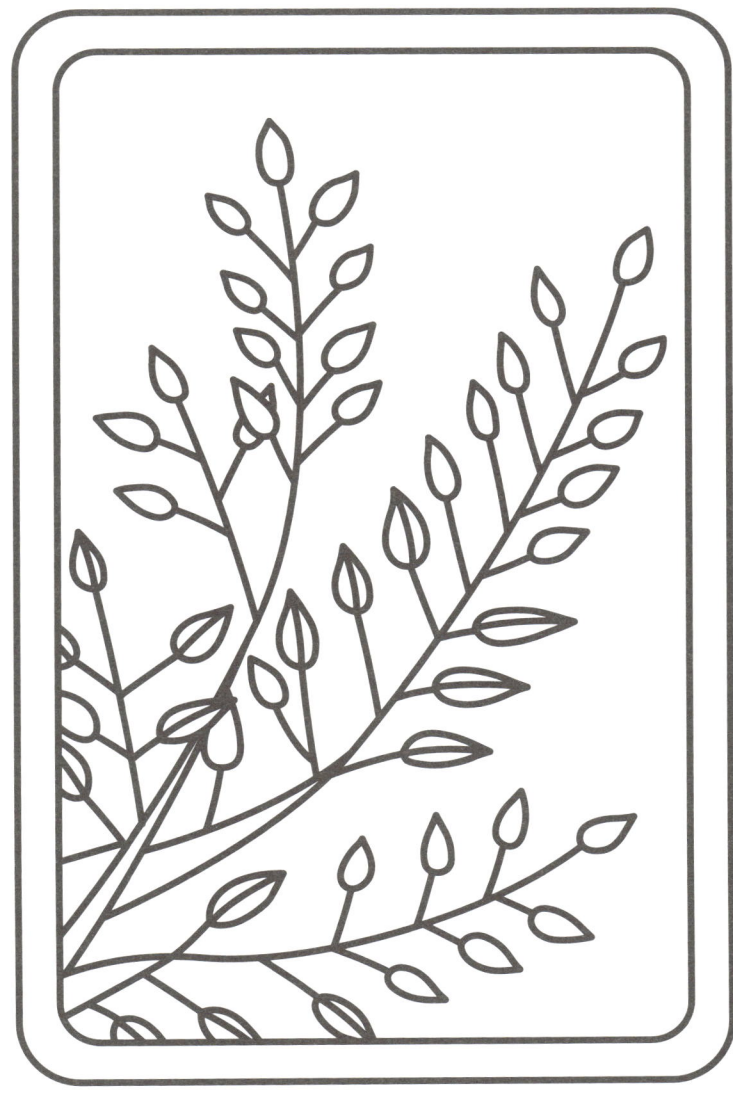
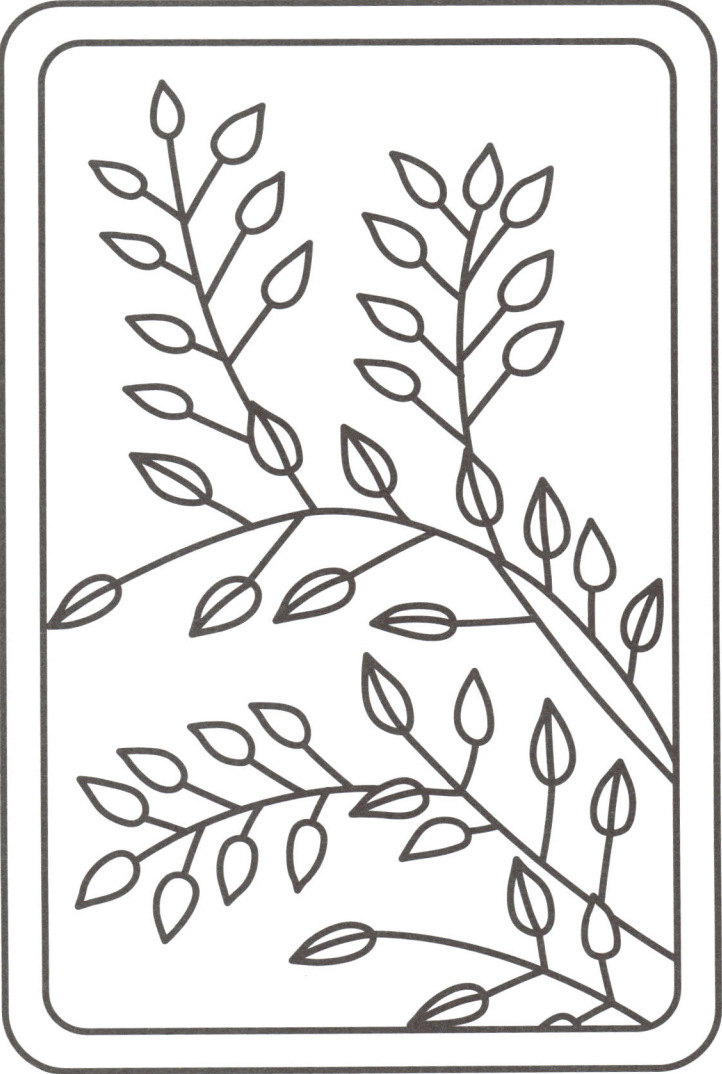

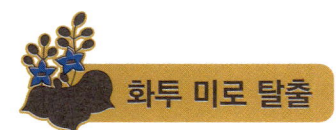 **화투 미로 탈출**   **집중력, 판단력**
출발 지점에서 도착 지점까지 길을 찾아보세요!

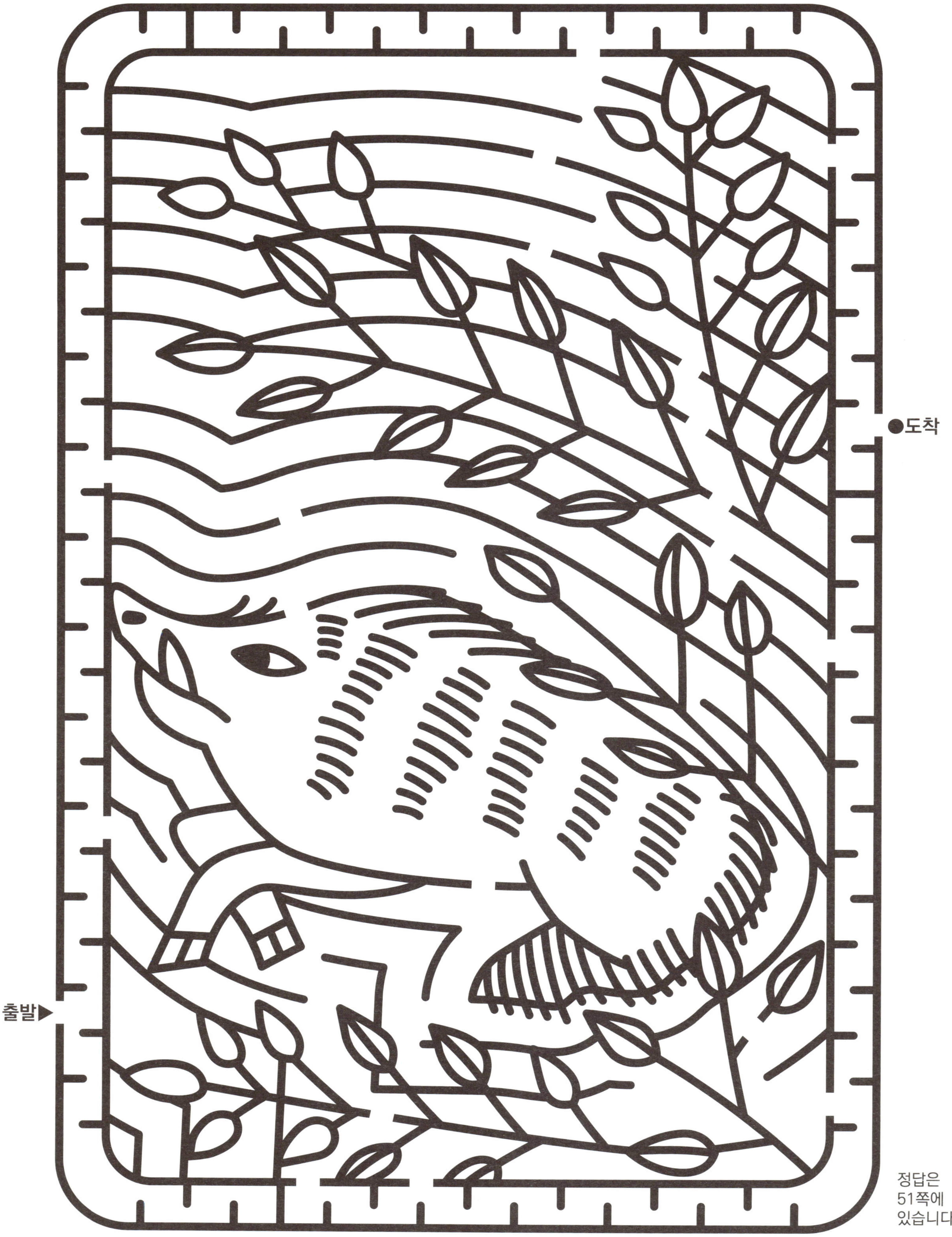

●도착

▶출발

정답은 51쪽에 있습니다.

팔월

| 오늘 | 년 월 일 요일 | 날씨 : |

이름 □   주소 □

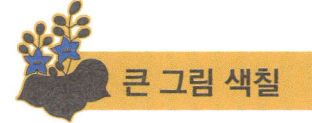 **큰 그림 색칠**   시각 자극, 집중력, 손 운동
화투와 똑같이 또는 마음대로 색칠해보세요!

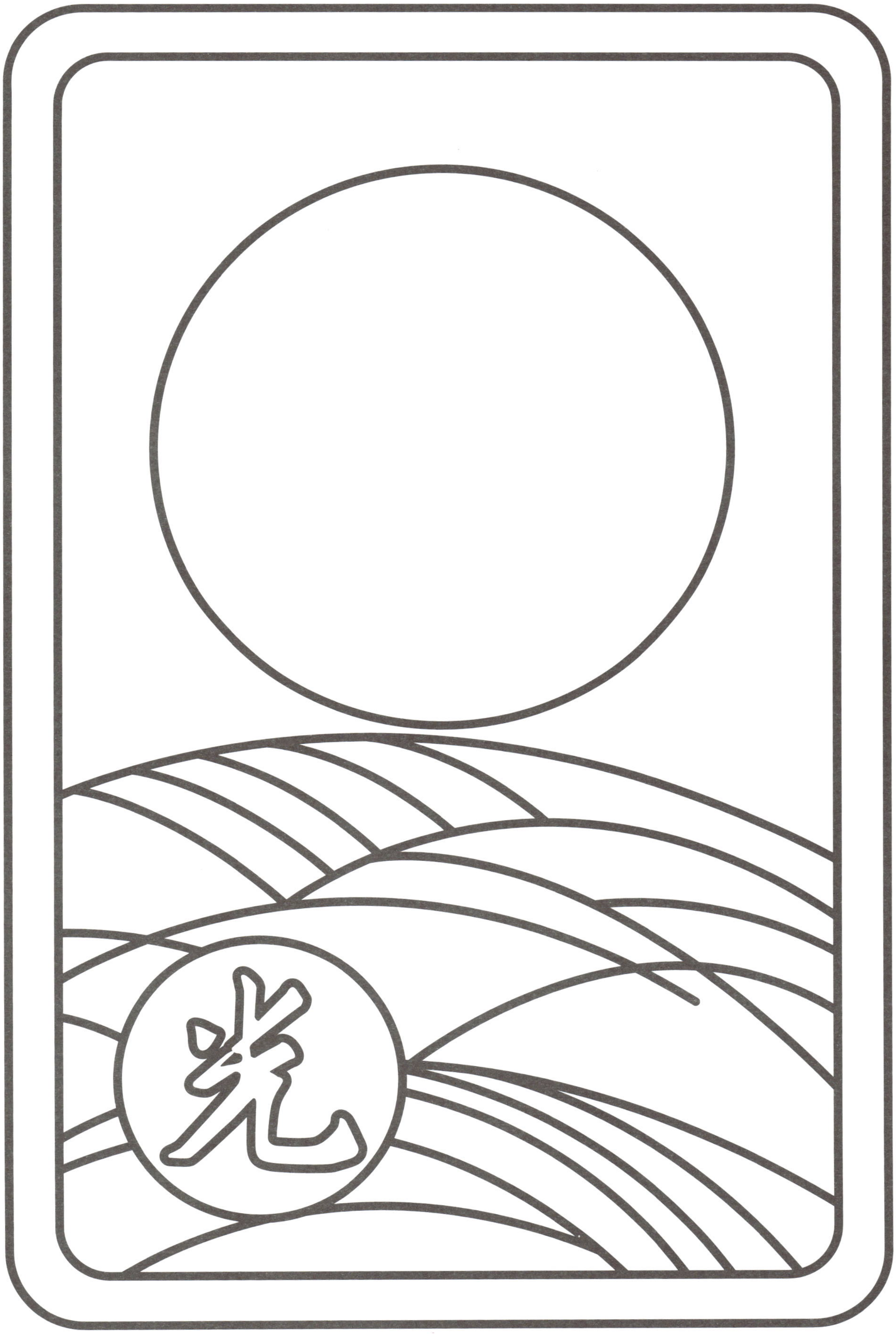

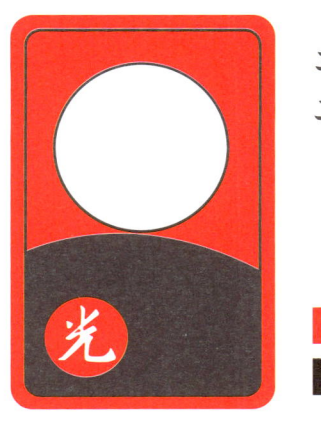
팔광

31

 **화투 사물 퀴즈**

두뇌 활성, 판단력, 인지력, 사고력 상승
아래 보기에서 적절한 단어를 찾아 빈칸을 채워보세요!

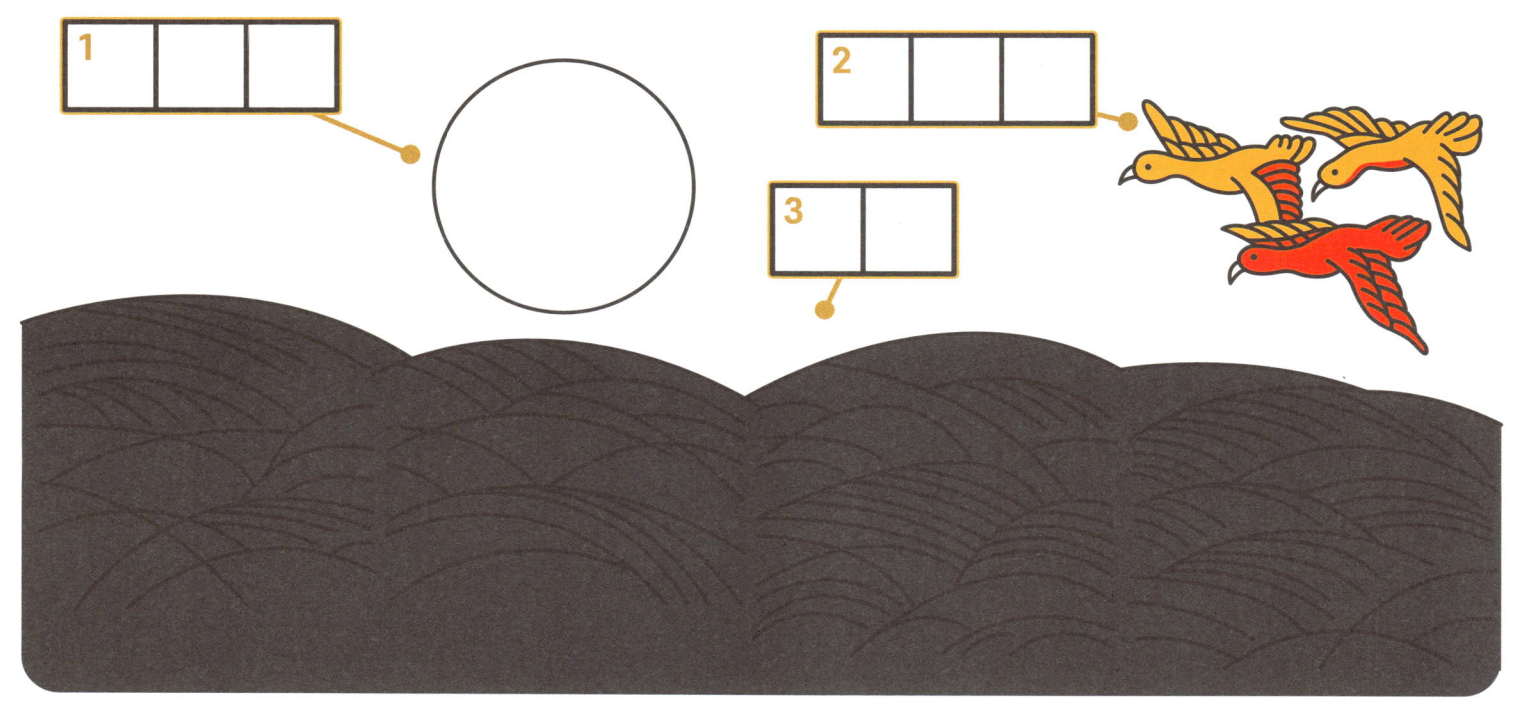

보기

| 수수 | 초승달 | 바위 | 보름달 | 산 | 억새 |
| 보리 | 기러기 | 그믐달 | 갈매기 | 바위 | 뻐꾸기 |

정답은 54쪽에 있습니다.

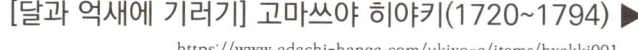 **화투 속 이야기**

호기심 해결, 뇌세포 자극
보름달 뜬 억새밭 위로 기러기가 날아갑니다.
기러기는 가을에 날아오는 겨울 철새이고,
억새는 가을을 대표하는 식물입니다.
추석 보름달을 배경으로 고즈넉한
가을 풍경을 보여줍니다.
한국에서는 공산명월(빈 산의 밝은 달),
팔공산 등으로 불리기도 합니다.

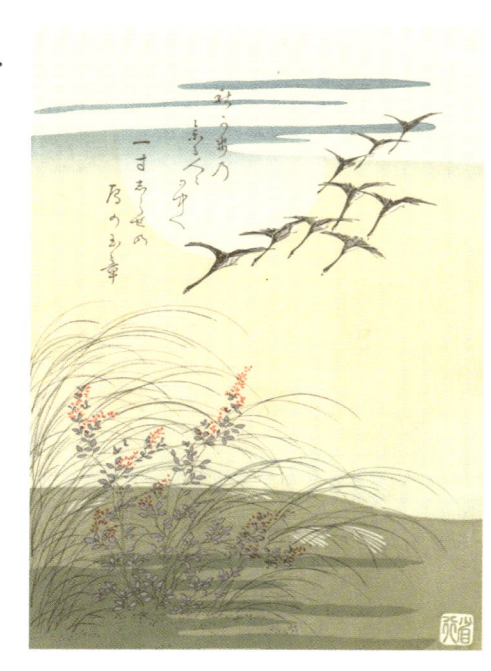

[달과 억새에 기러기] 고마쓰야 히야키(1720~1794) ▶
https://www.adachi-hanga.com/ukiyo-e/items/hyakki001

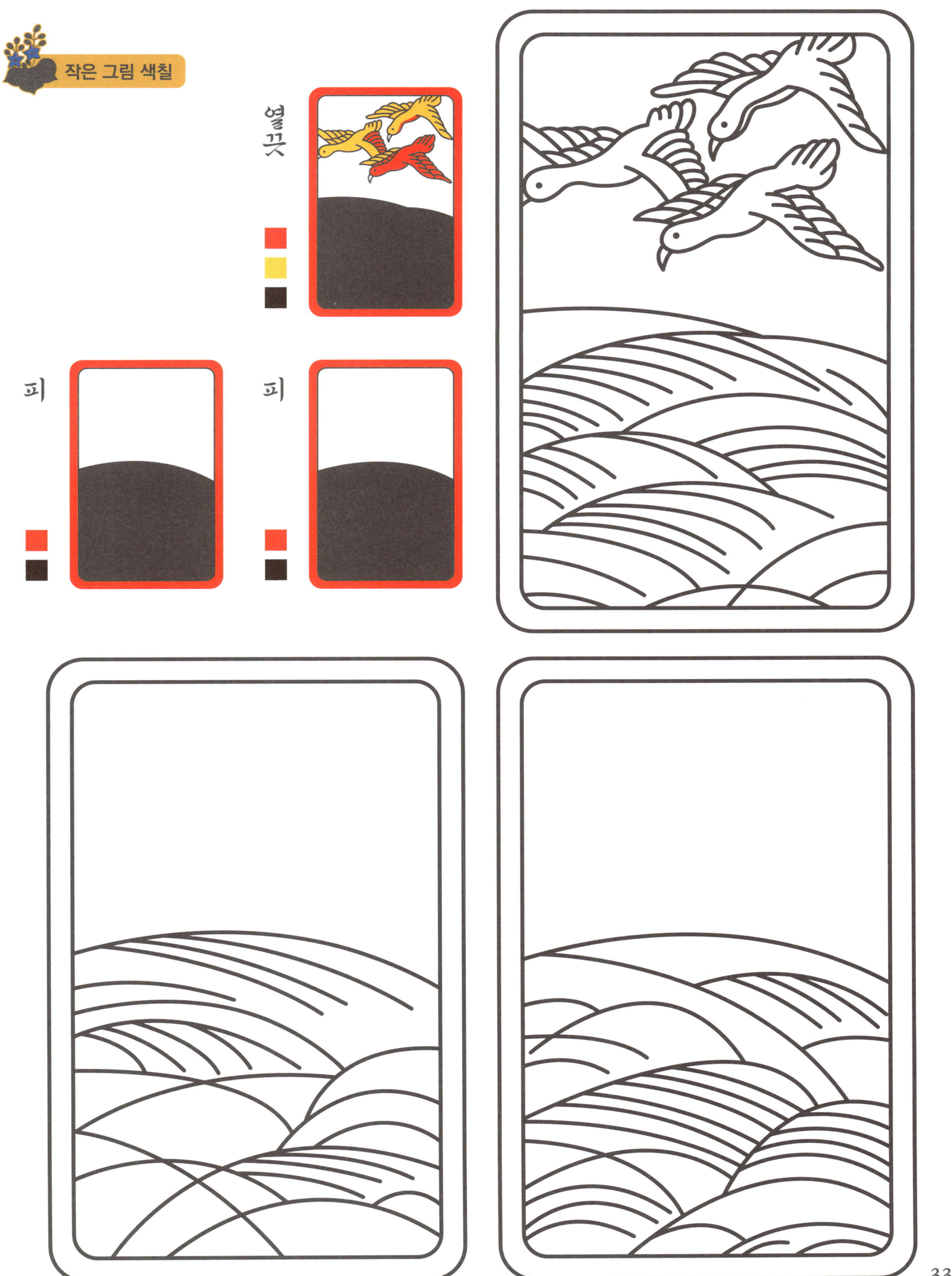

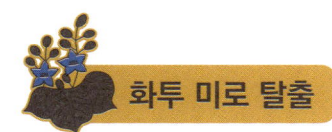 **화투 미로 탈출** 집중력, 판단력
출발 지점에서 도착 지점까지 길을 찾아보세요!

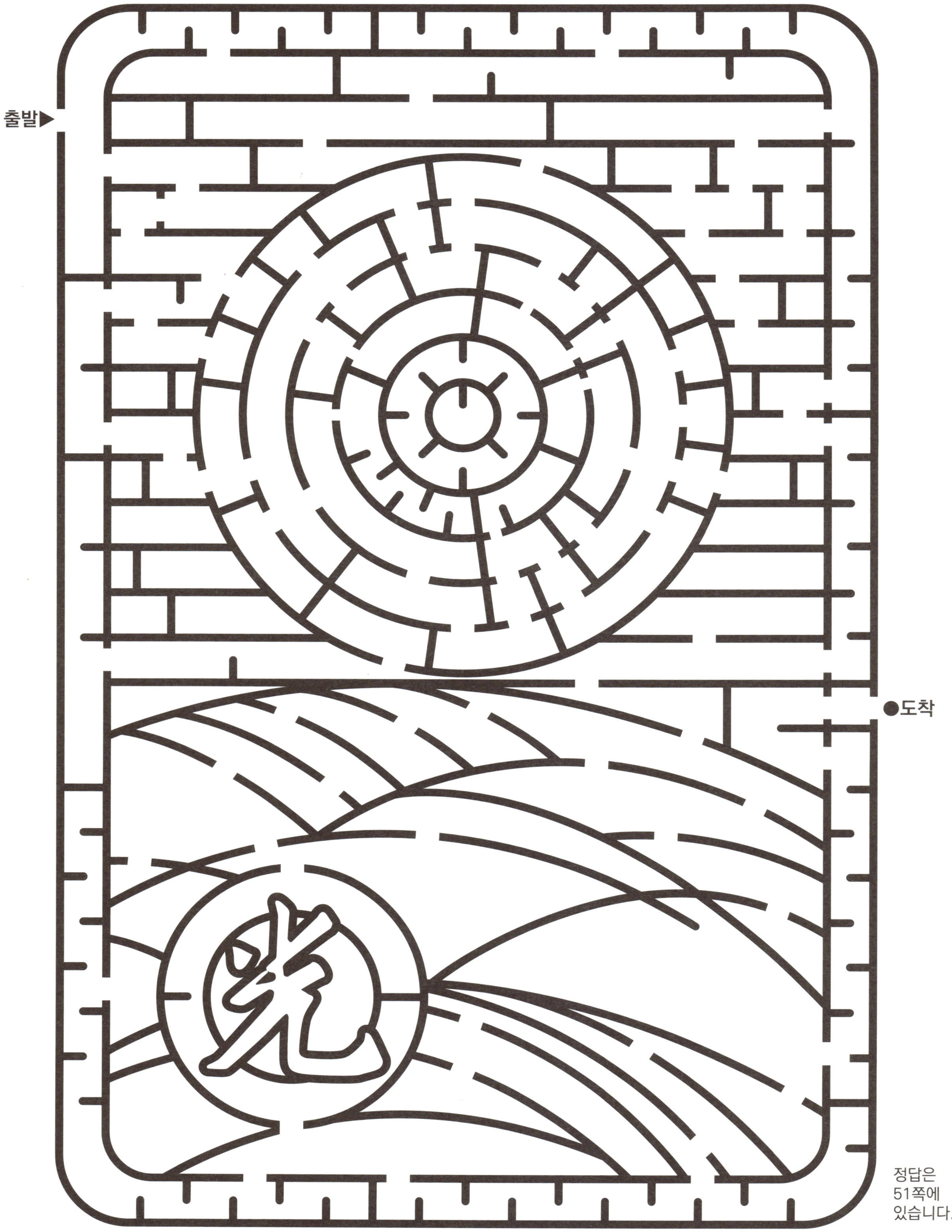

출발▶

●도착

정답은 51쪽에 있습니다.

구월

| 오늘 | 년　　월　　일　　요일 | 날씨 : |

이름　　　　　　　　　　주소

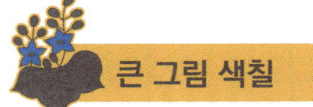 **큰 그림 색칠**　　시각 자극, 집중력, 손 운동
화투와 똑같이 또는 마음대로 색칠해보세요!

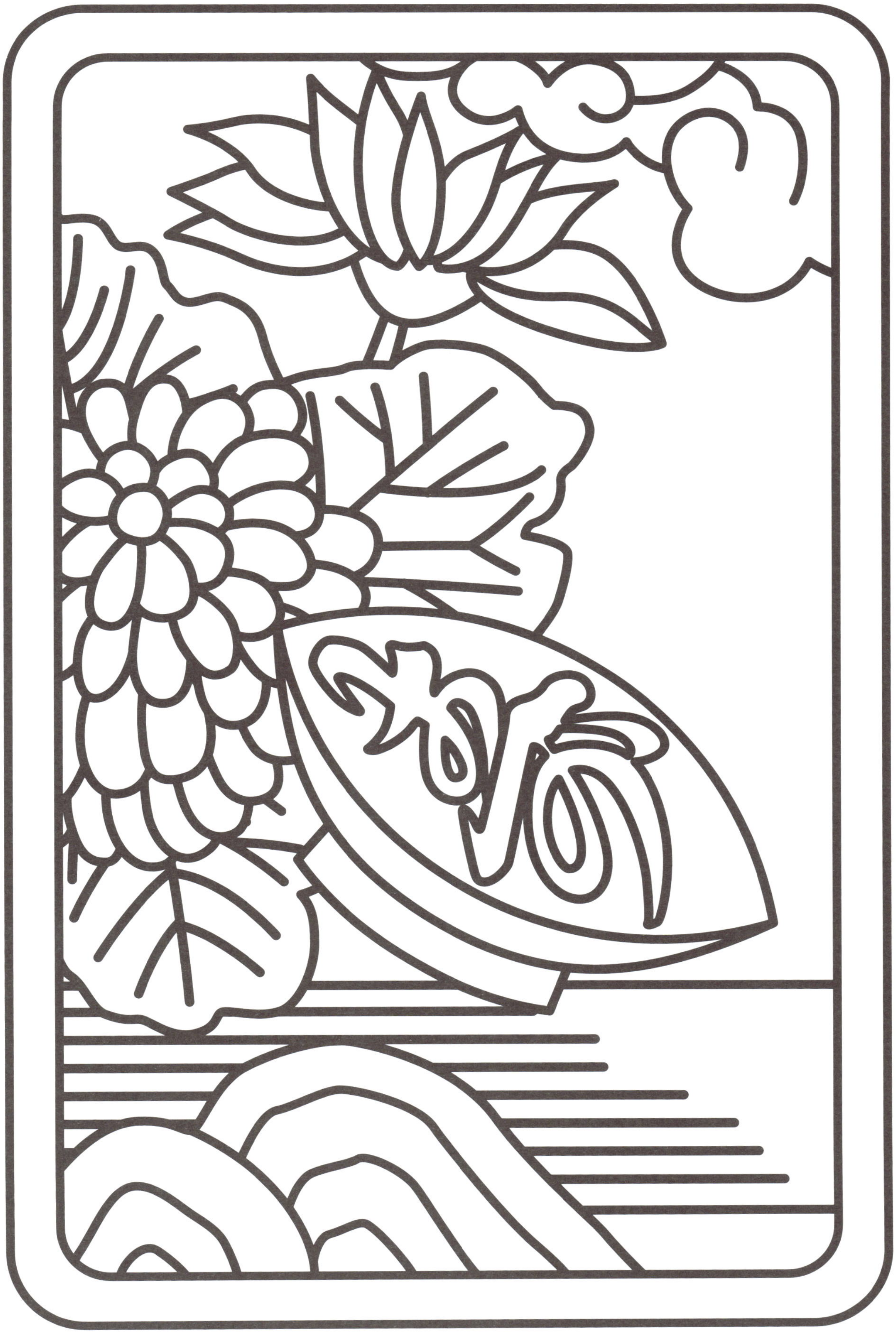

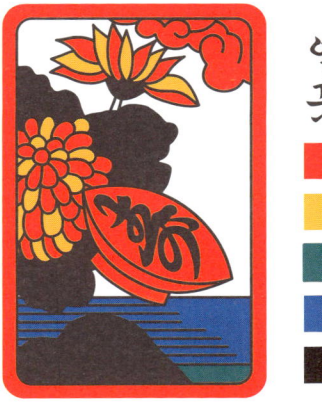

열끗

 **화투 사물 퀴즈**

두뇌 활성, 판단력, 인지력, 사고력 상승

아래 보기에서 적절한 단어를 찾아 빈칸을 채워보세요!

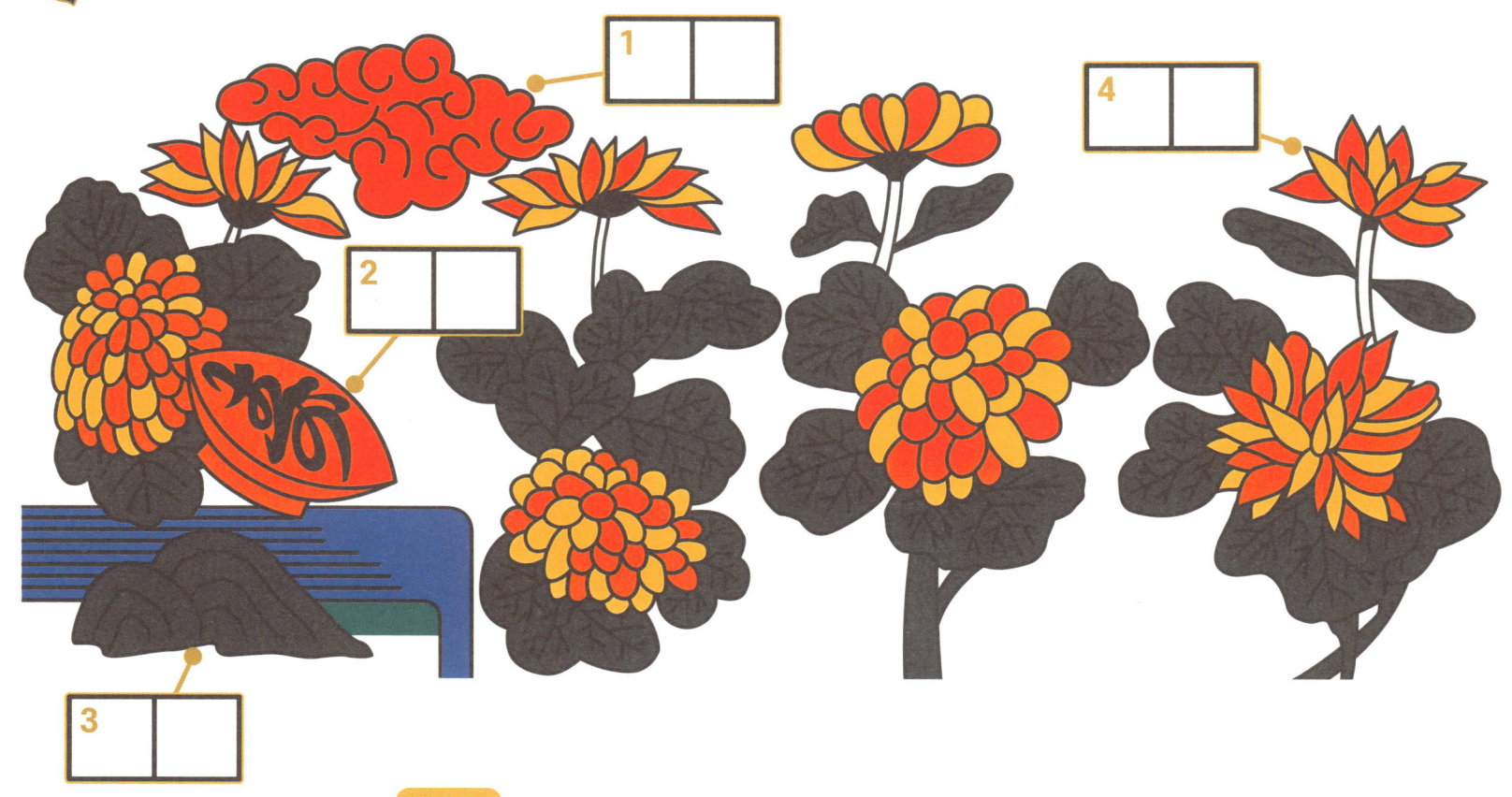

정답은 54쪽에 있습니다.

보기

| 장미 | 모란 | 매화 | 술잔 | 모자 | 구름 |
| 밥상 | 바위 | 보리 | 국화 | 물병 | 화살 | 우산 |

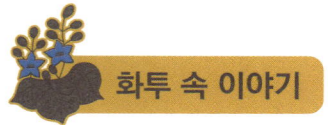 **화투 속 이야기**

호기심 해결, 뇌세포 자극

국화는 일본 황실을 대표하는 꽃입니다.

우리나라에서는 사군자중 하나로 선비의 절개를 상징합니다.

목숨 수자가 적혀 있는 것은 일본의 전통 술잔인 사카즈키 입니다.

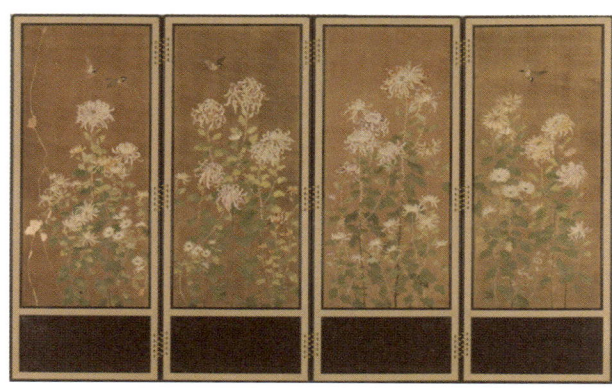

[국작도자수병풍] 국립 고궁 박물관.
https://www.gogung.go.kr/appointView.do?cultureSeq=630LJE

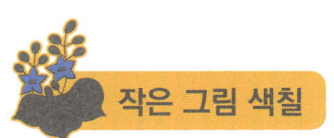

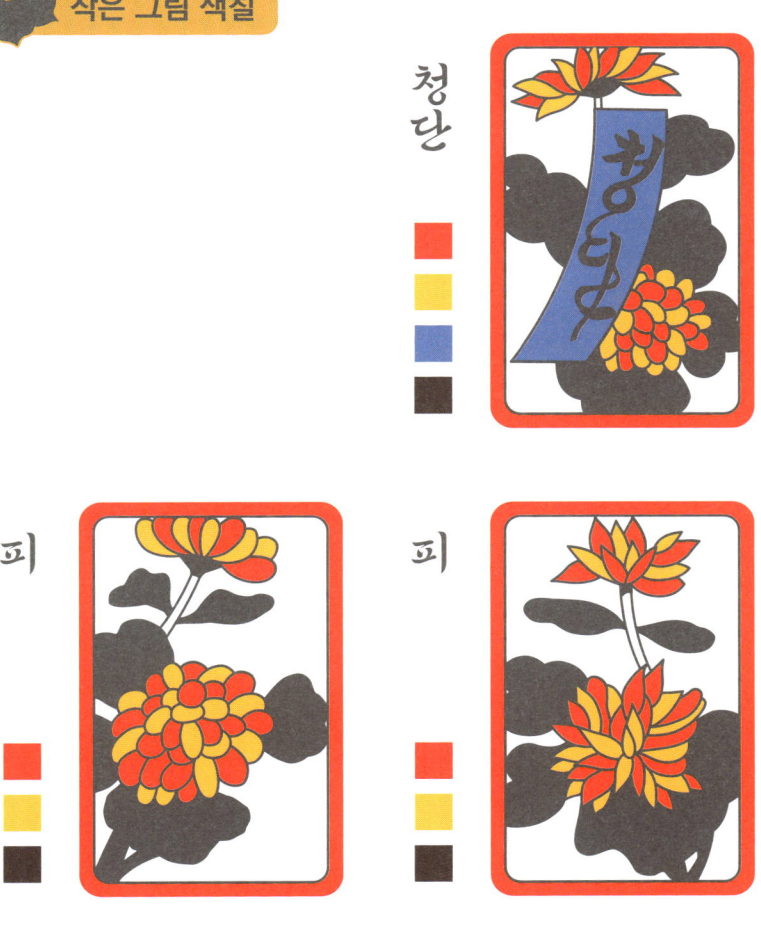

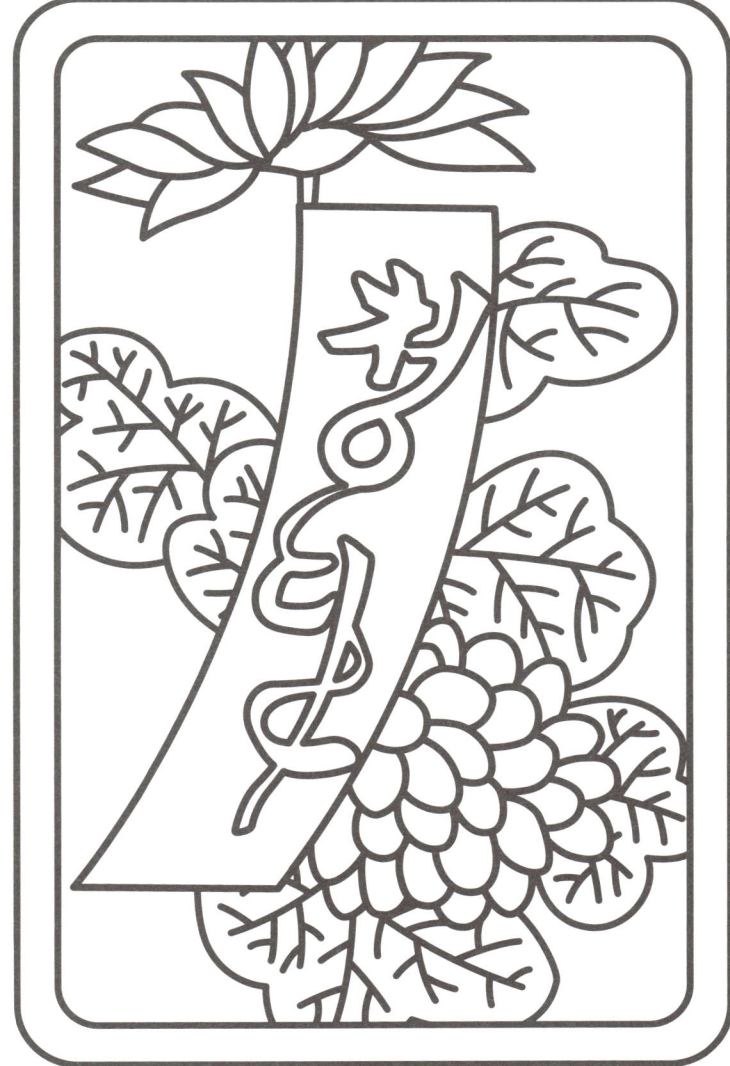

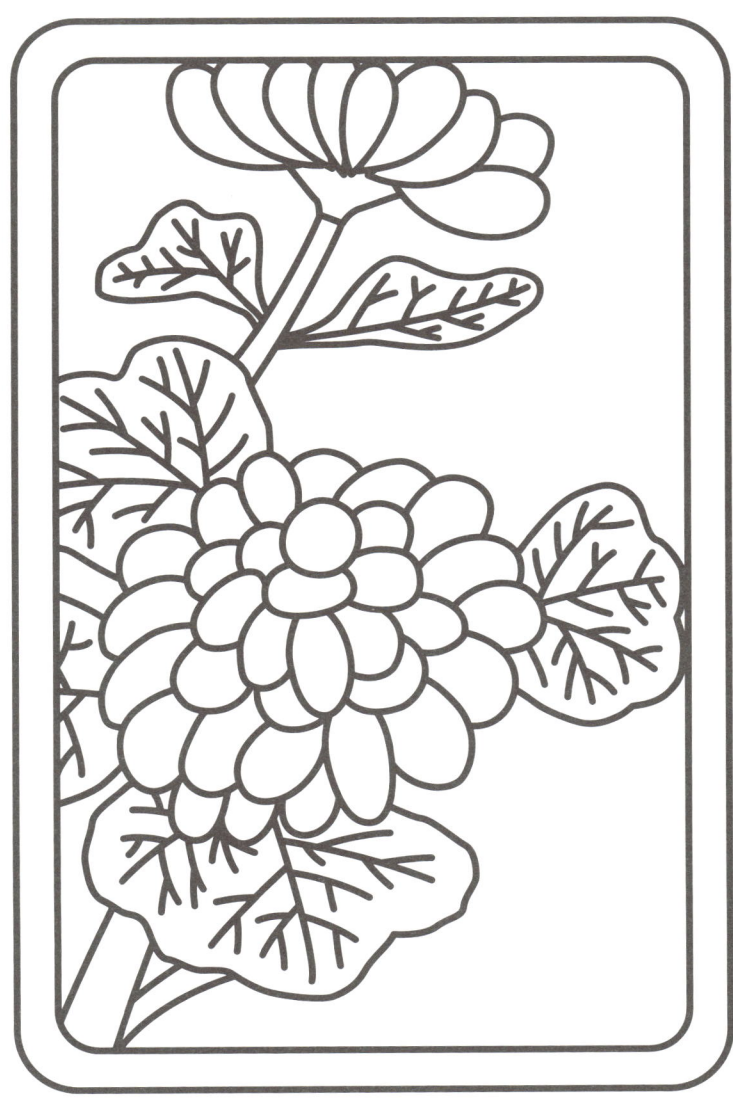

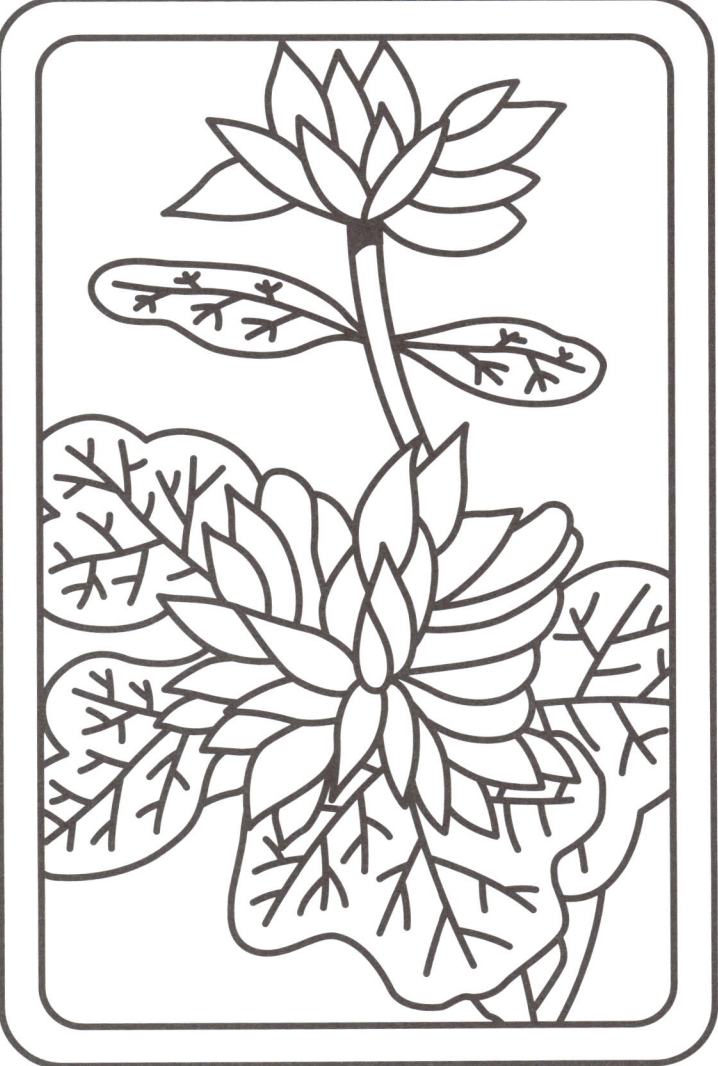

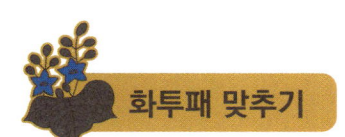 **화투패 맞추기**

집중력, 관찰력
어떤 화투패의 그림자인지 올바르게 연결해보세요!

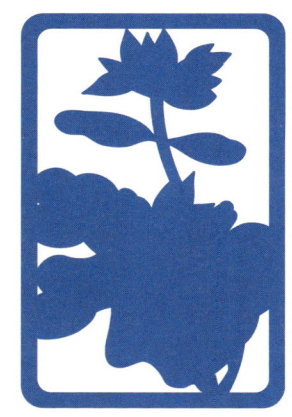
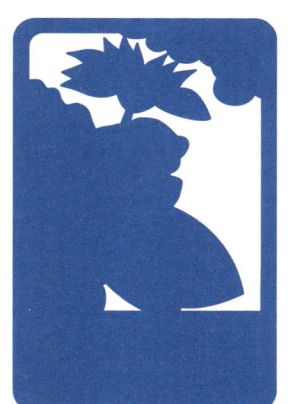

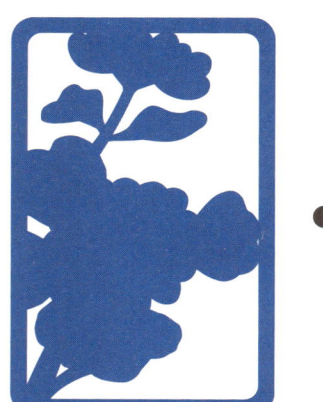

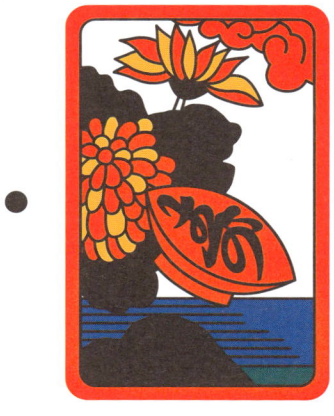
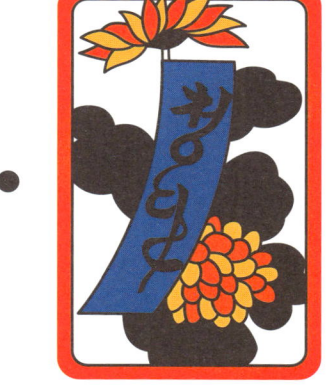
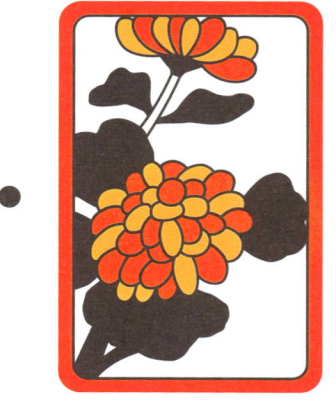
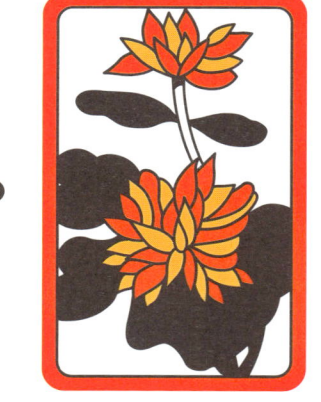

정답은 52쪽에 있습니다.

시월

| 오늘 | 년　　월　　일　　요일 | 날씨 : |

| 이름 | | 주소 | |

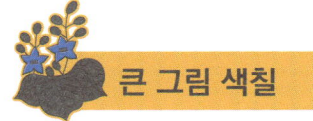 **큰 그림 색칠**　　시각 자극, 집중력, 손 운동
화투와 똑같이 또는 마음대로 색칠해보세요!

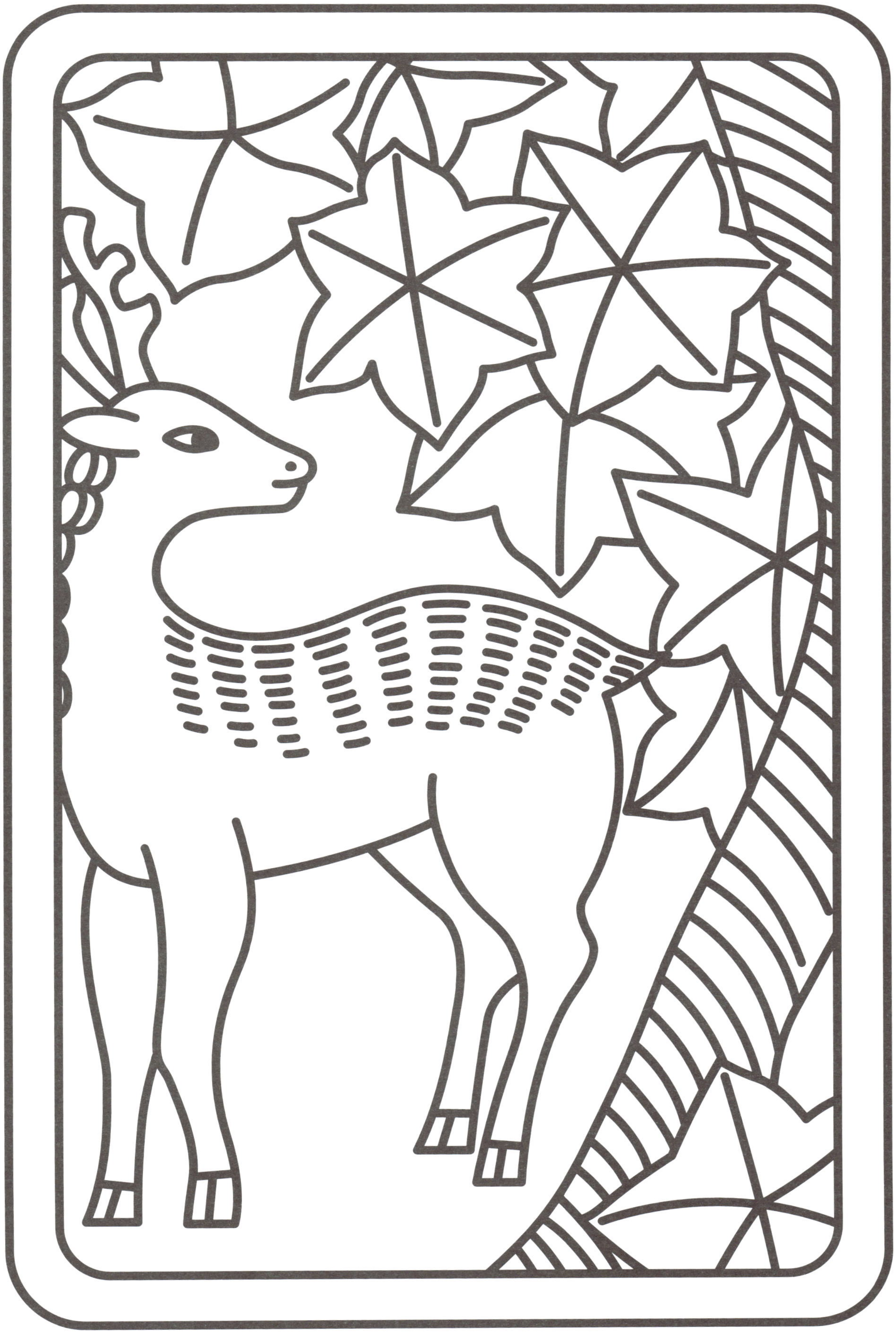

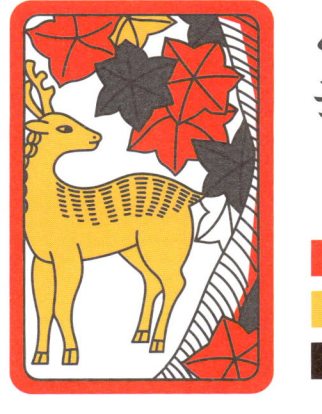

열끗

39

 **화투 사물 퀴즈**

두뇌 활성, 판단력, 인지력, 사고력 상승
아래 보기에서 적절한 단어를 찾아 빈칸을 채워보세요!

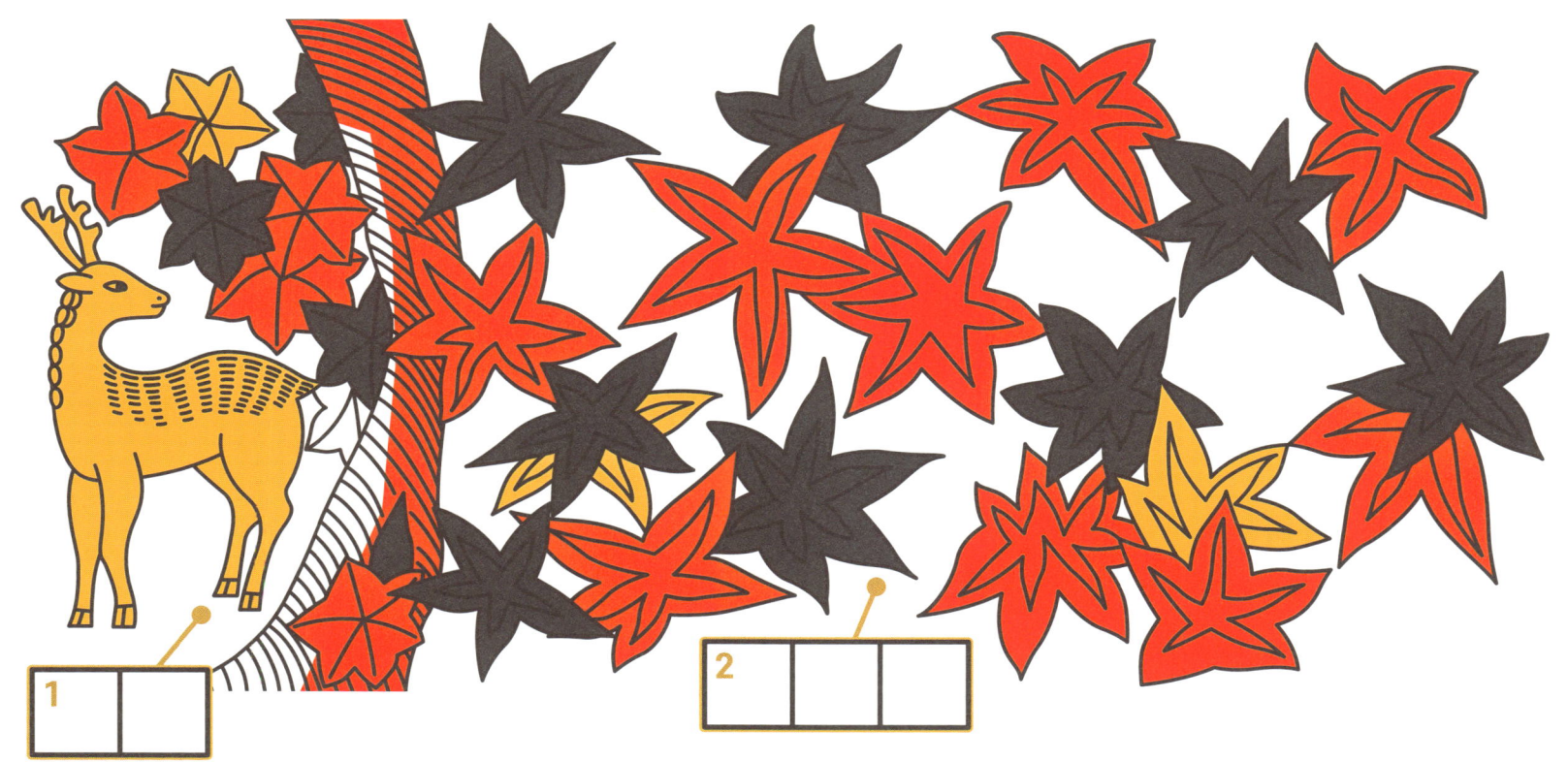

1. ☐☐
2. ☐☐☐

보기

정답은 54쪽에 있습니다.

| 기린 | 말 | 사슴 | 불가사리 | 산 | 바위 |
| 불꽃 | 단풍잎 | 별 | 은행잎 | 구름 | 염소 |

 **화투 속 이야기**

호기심 해결, 뇌세포 자극

단풍나무 사이로 사슴이 보입니다.
우리나라에서 사슴은 옛부터
임금을 상징하는 동물이었습니다.
신라의 금관은 사슴 뿔을
형상화한 것이라고 합니다.
가을의 상징 단풍과 어울려
아름다운 풍경을 그리고 있습니다.

[단풍사슴도] 사카이 포이치(1761~1828). ▶
이바타시 구립 미술관.
https://www.city.itabashi.tokyo.jp/artmuseum/4000333/4000471/4000474.html

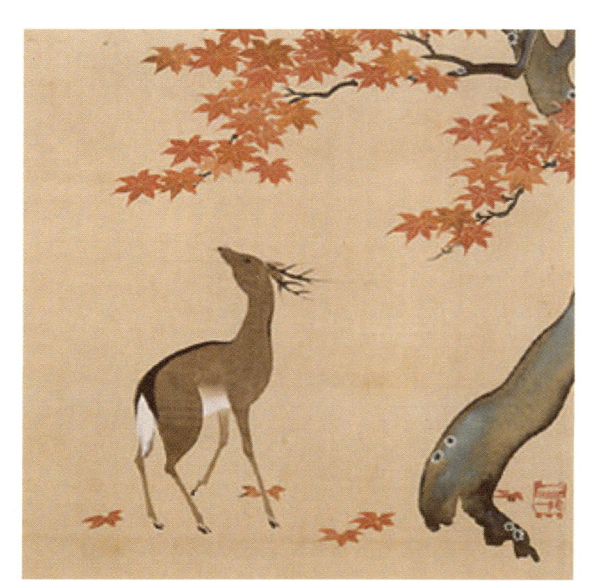

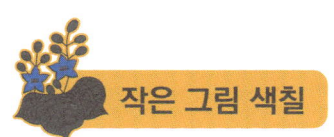작은 그림 색칠

청단

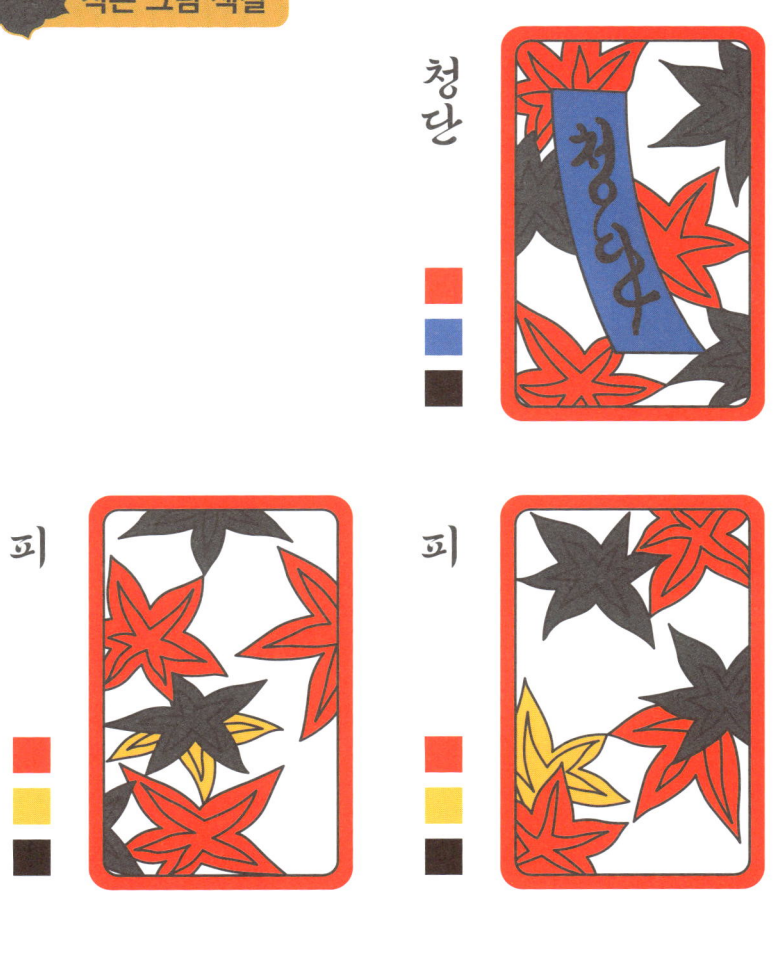

피 피

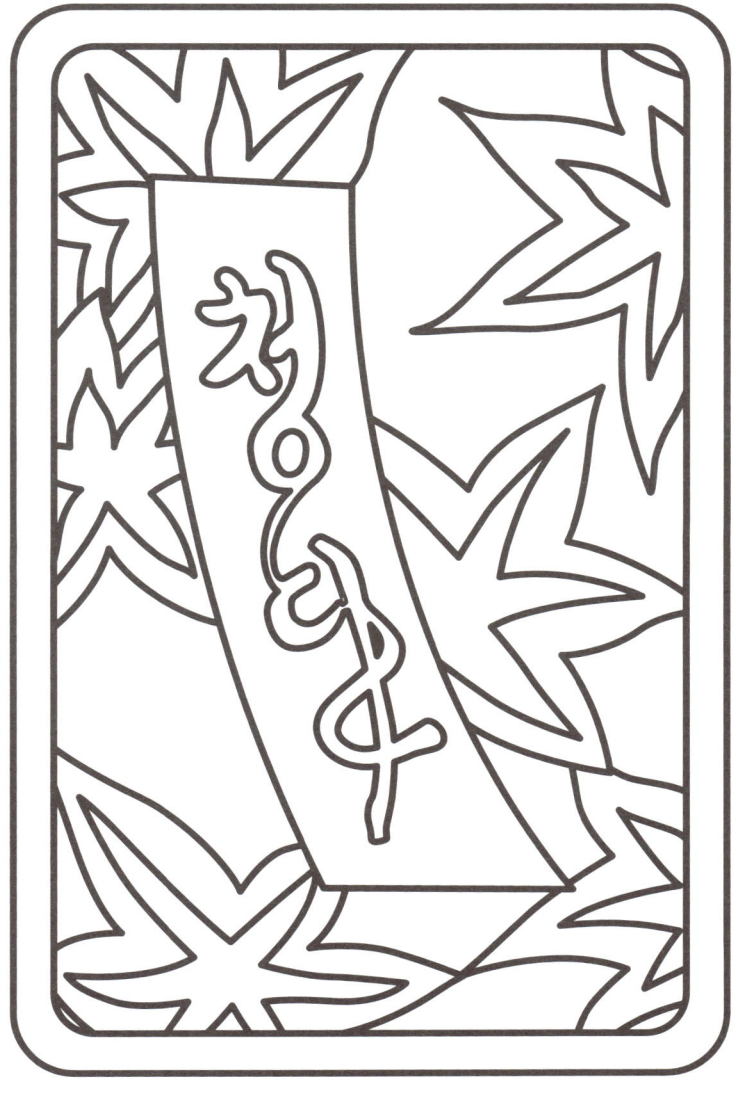

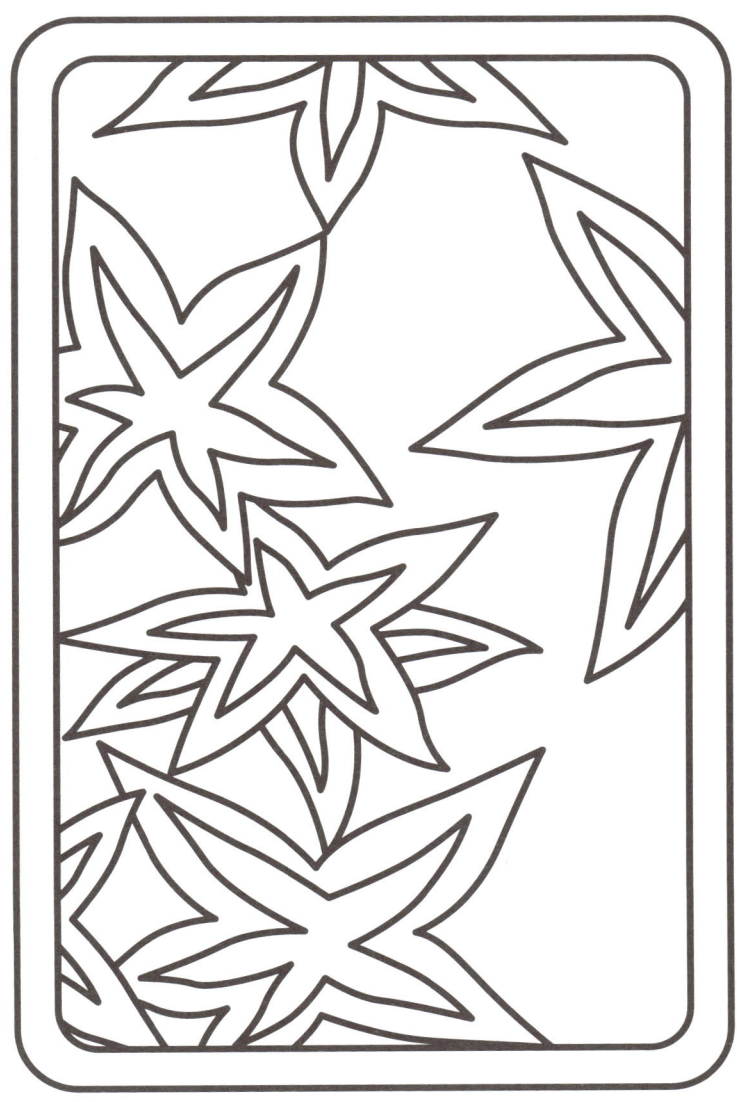

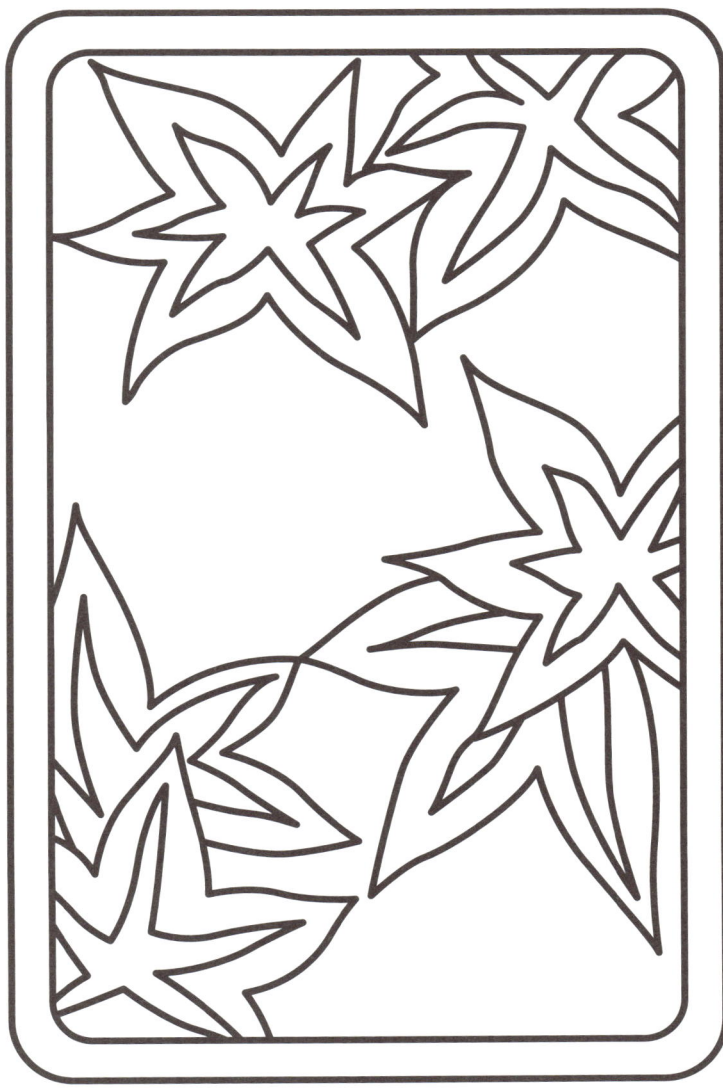

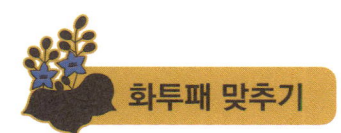 **화투패 맞추기**

집중력, 관찰력
어떤 화투패의 그림자인지 올바르게 연결해보세요!

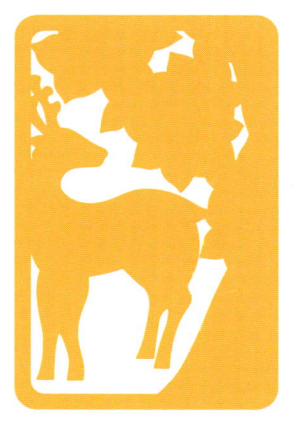
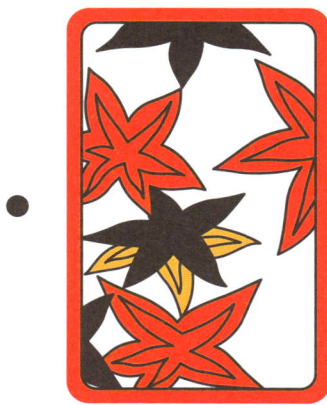

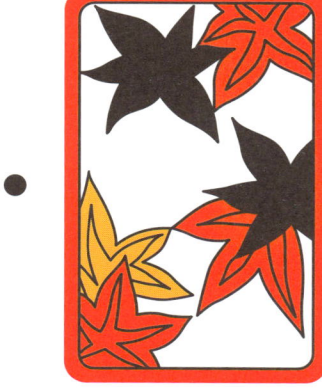

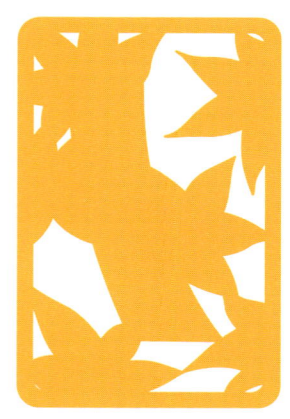
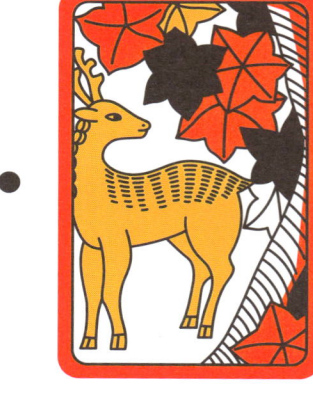

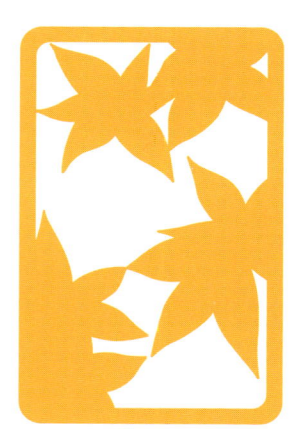
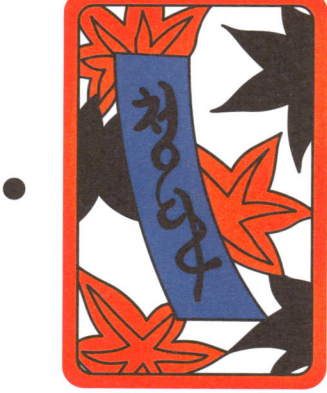

정답은 52쪽에 있습니다.

십일월

| 오늘 | 년 월 일 요일 | 날씨: |

| 이름 | | 주소 | |

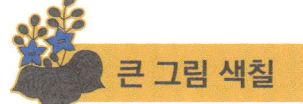 큰 그림 색칠 **시각 자극, 집중력, 손 운동**
화투와 똑같이 또는 마음대로 색칠해보세요!

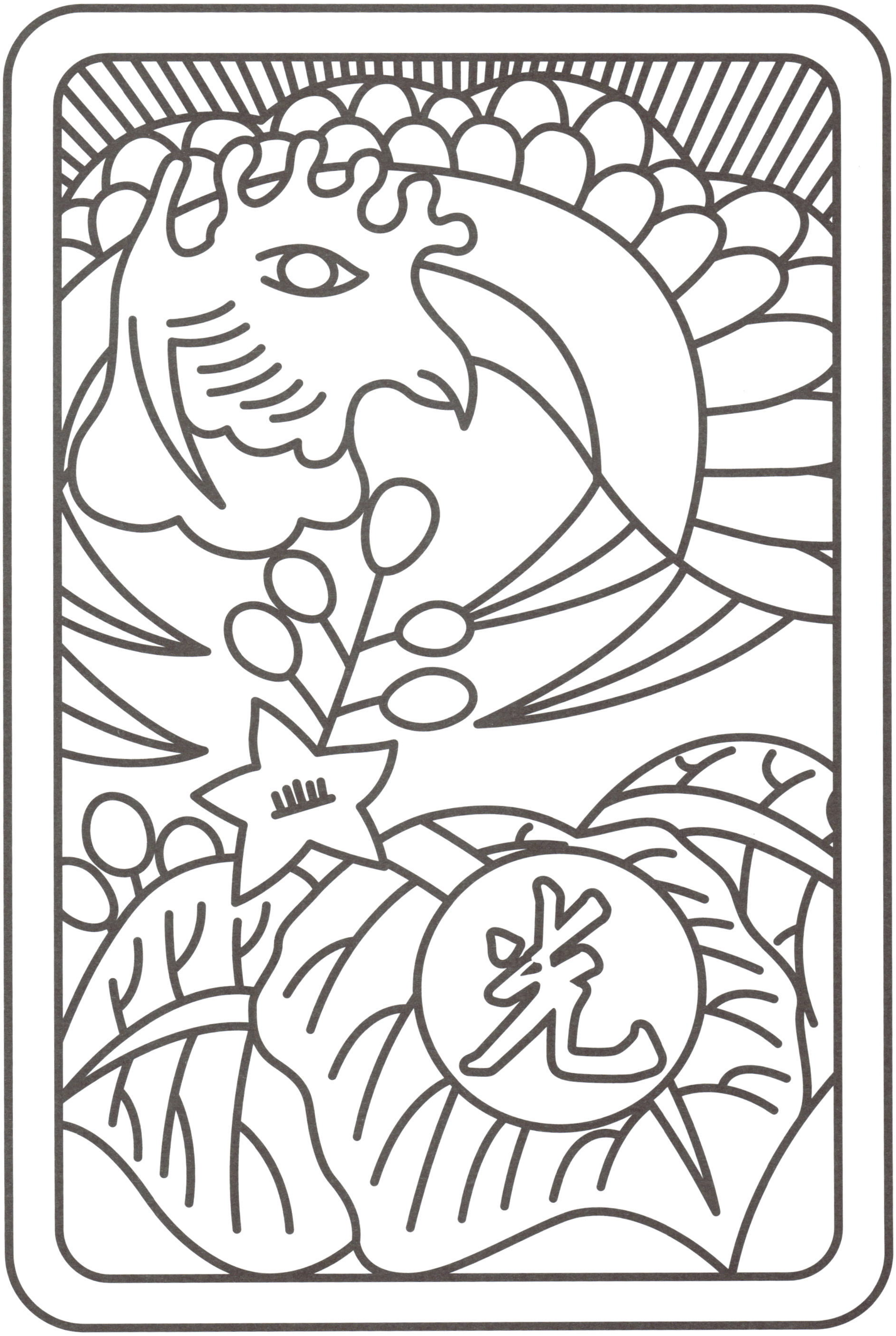

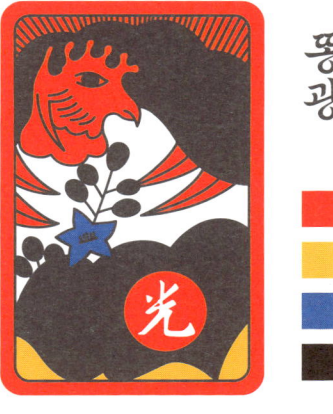 똥광

화투 사물 퀴즈

두뇌 활성, 판단력, 인지력, 사고력 상승
아래 보기에서 적절한 단어를 찾아 빈칸을 채워보세요!

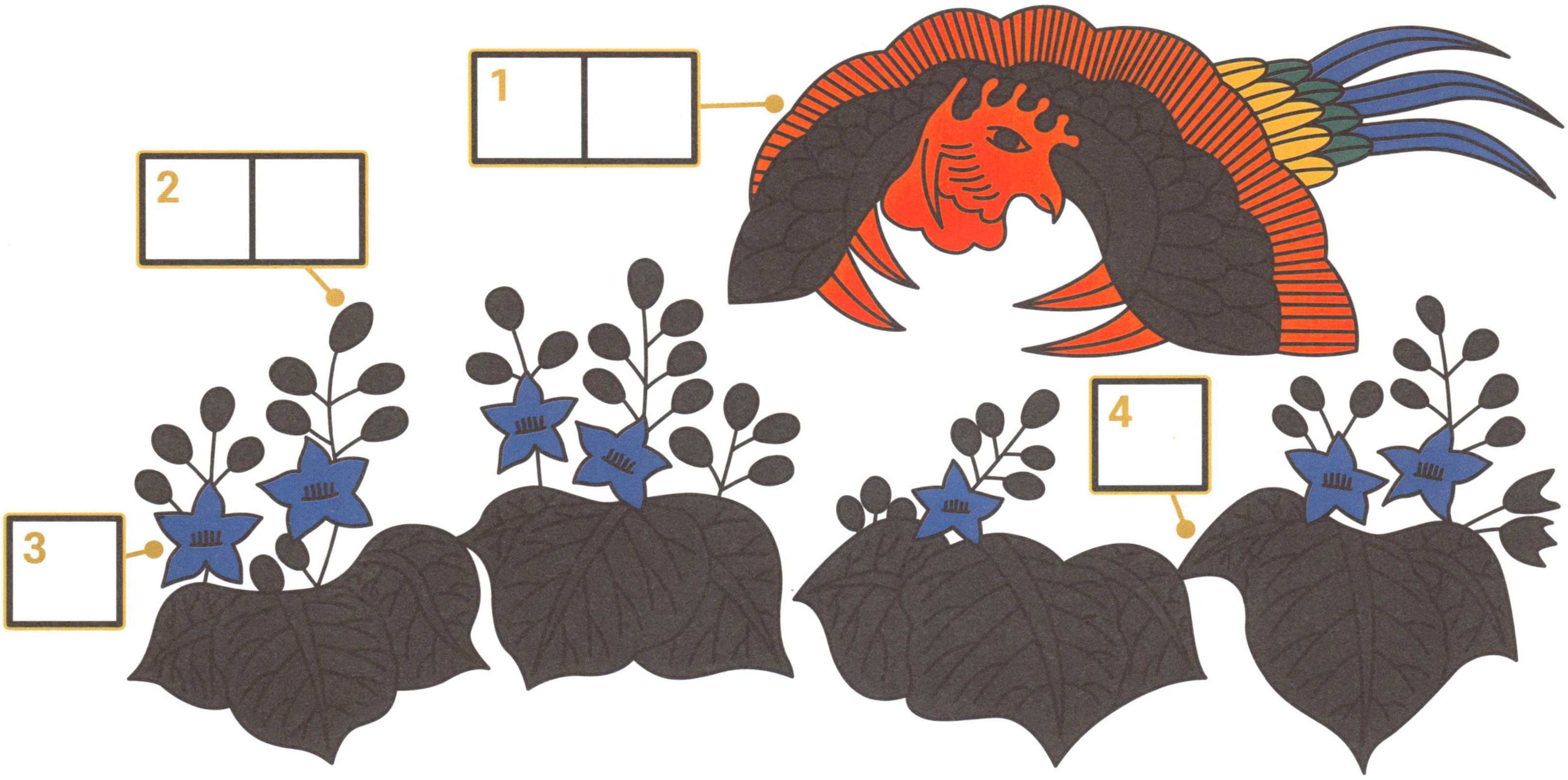

정답은 54쪽에 있습니다.

보기

| 씨 | 꽃 | 봉황 | 주작 | 참새 | 솔개 |
| 소나무 | 밤나무 | 열매 | 잎 | 뿌리 | 별 | 백조 |

화투 속 이야기

호기심 해결, 뇌세포 자극
봉황이 하늘에서 내려와 벽오동 위로 날고 있습니다.
봉황은 동아시아 전설에 나오는 상상속의 새입니다.
봉은 수컷, 황은 암컷이며, 벽오동나무가 아니면 깃들어 쉬지 않습니다.
벽오동의 동이 세게 발음되어 일명 "똥"으로 불립니다.

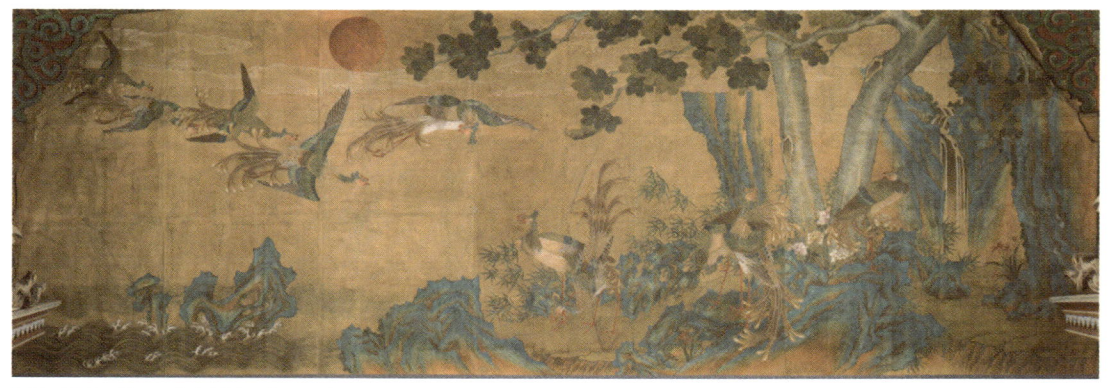

[창덕궁 대조전 봉황도] 오일영, 이용우. 등록문화재. 국립 고궁 박물관.
https://www.gogung.go.kr/appointView.do?cultureSeq=00016931CL

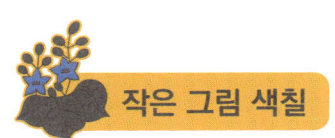 작은 그림 색칠

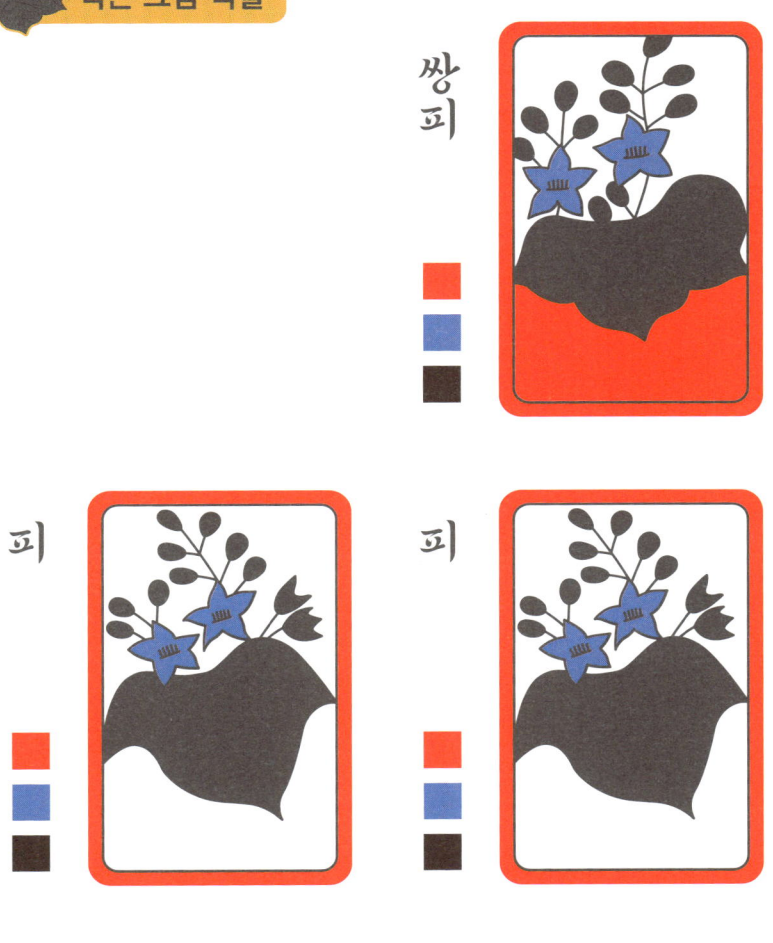

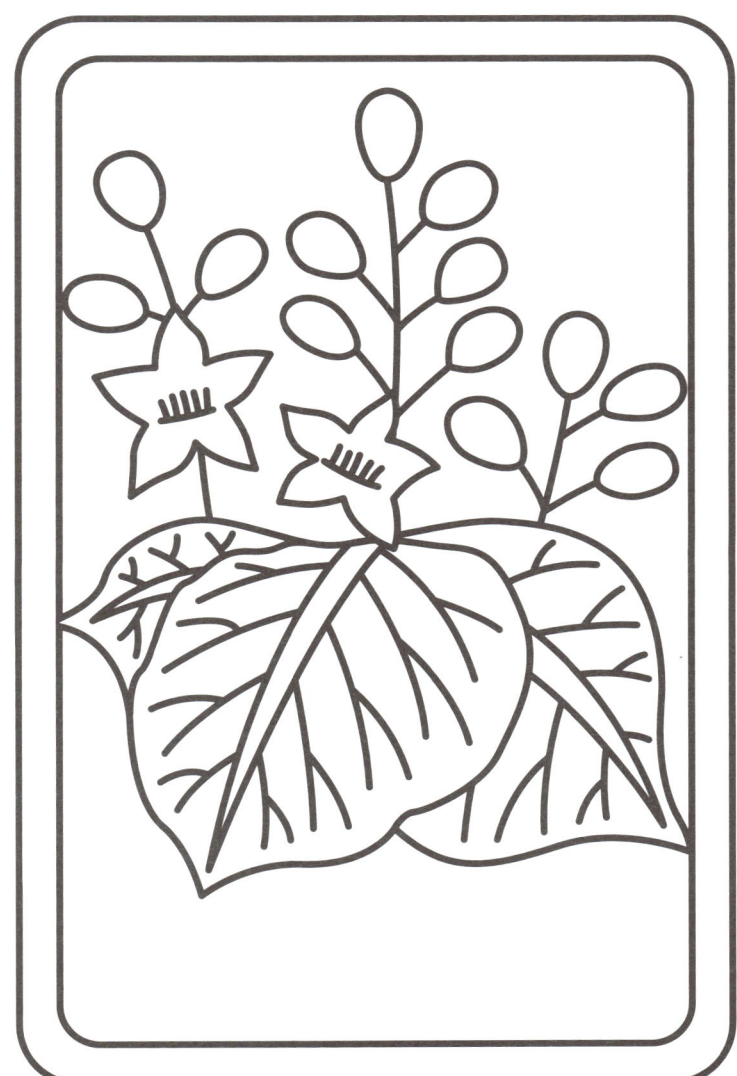

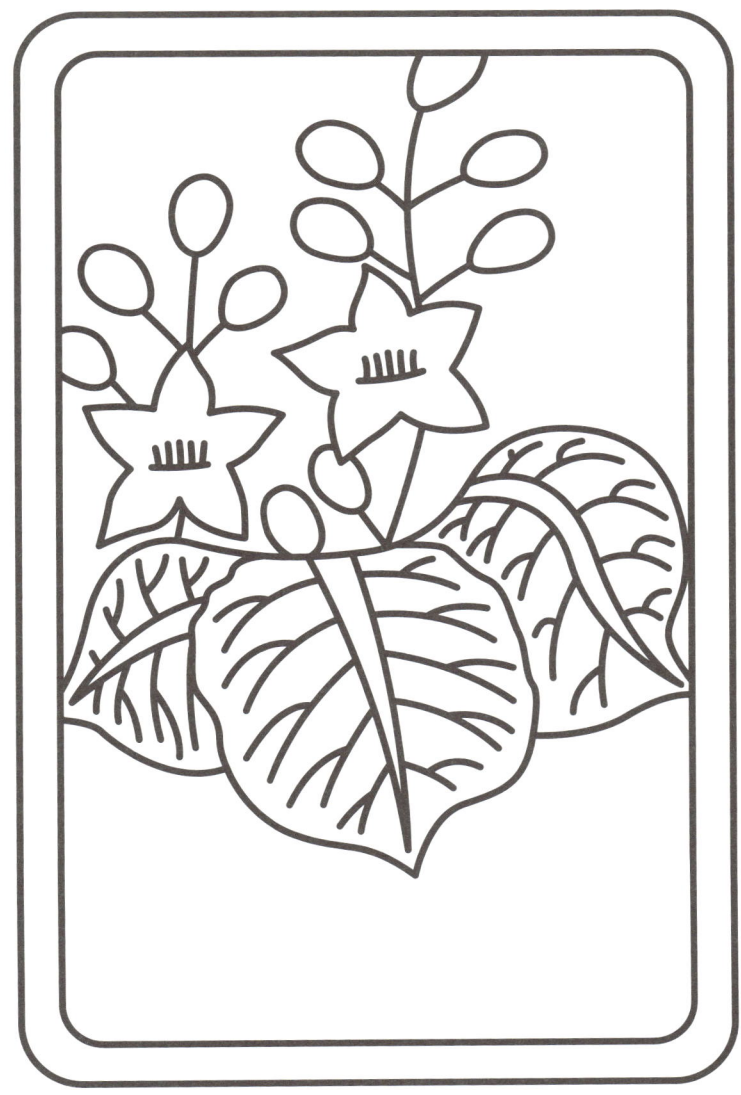

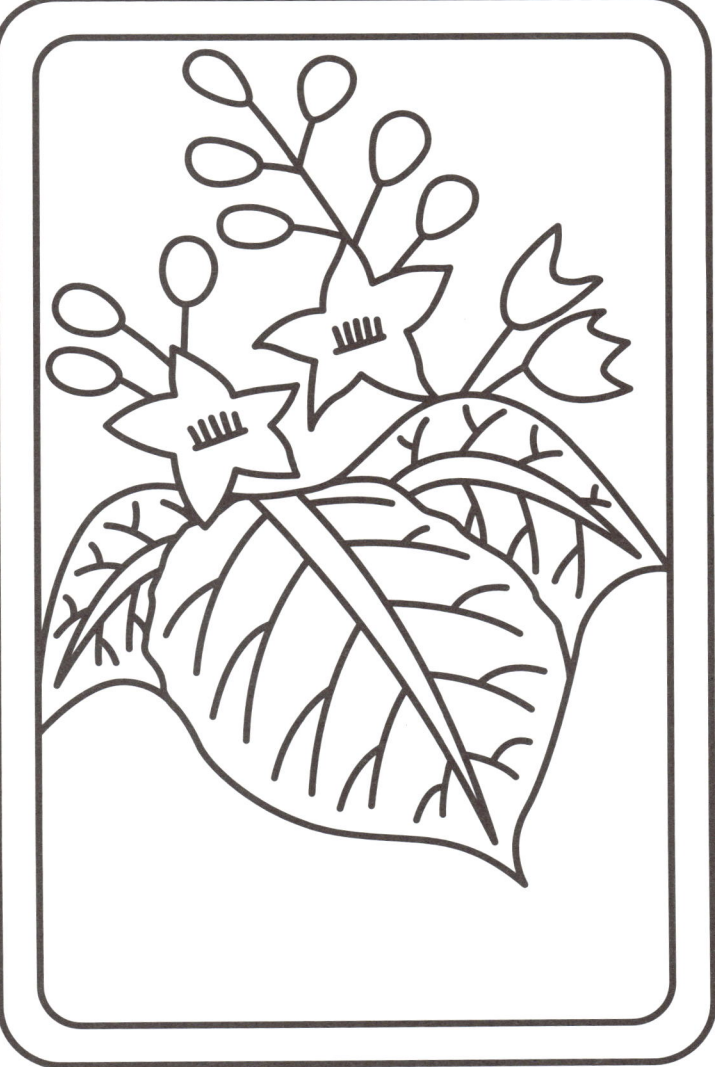

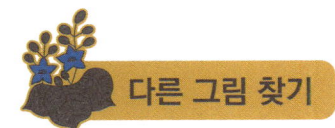 **다른 그림 찾기**

집중력, 관찰력
위와 아래 그림 중 서로 다른 부분을 찾아보세요! (6군데)

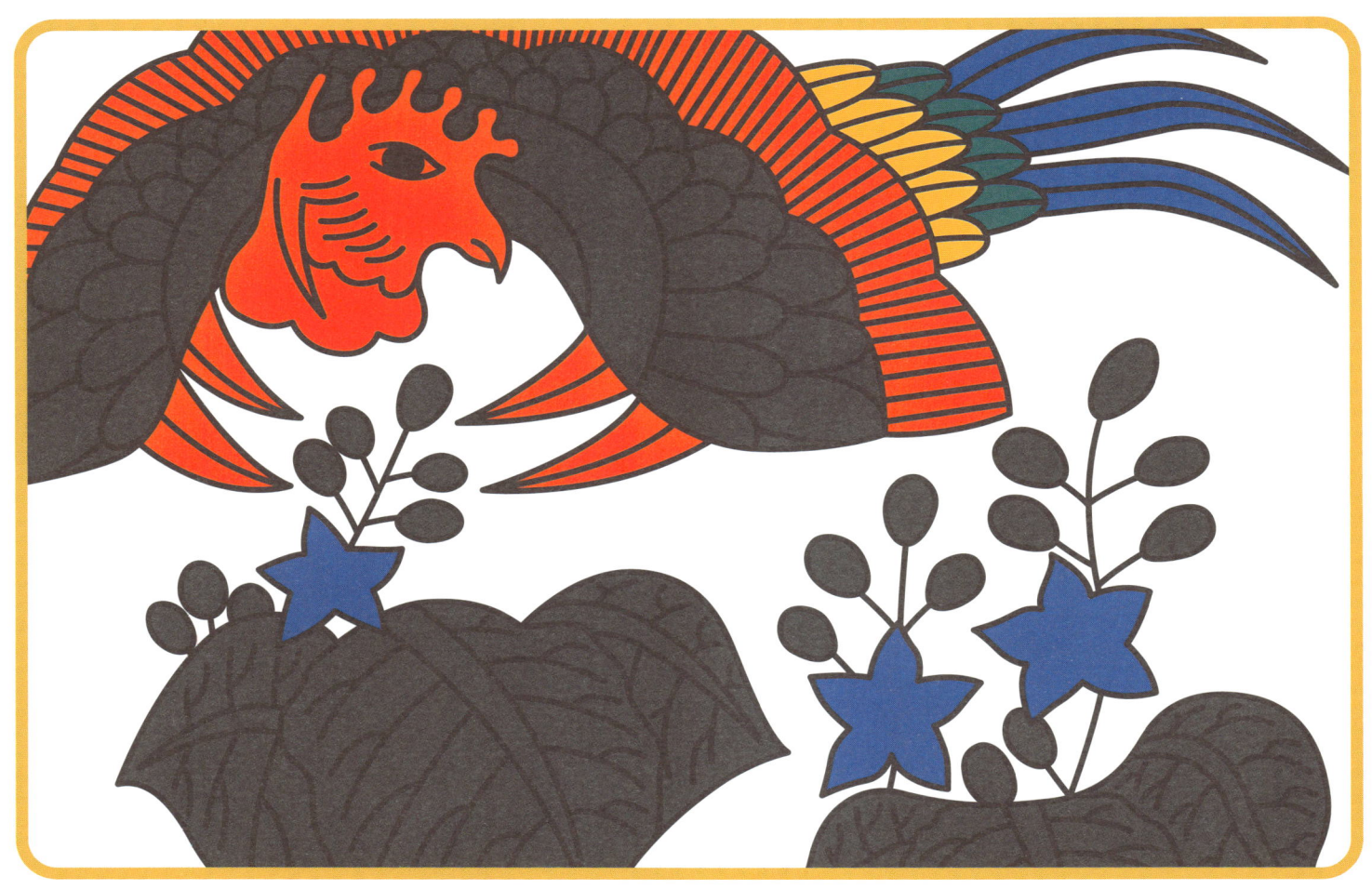

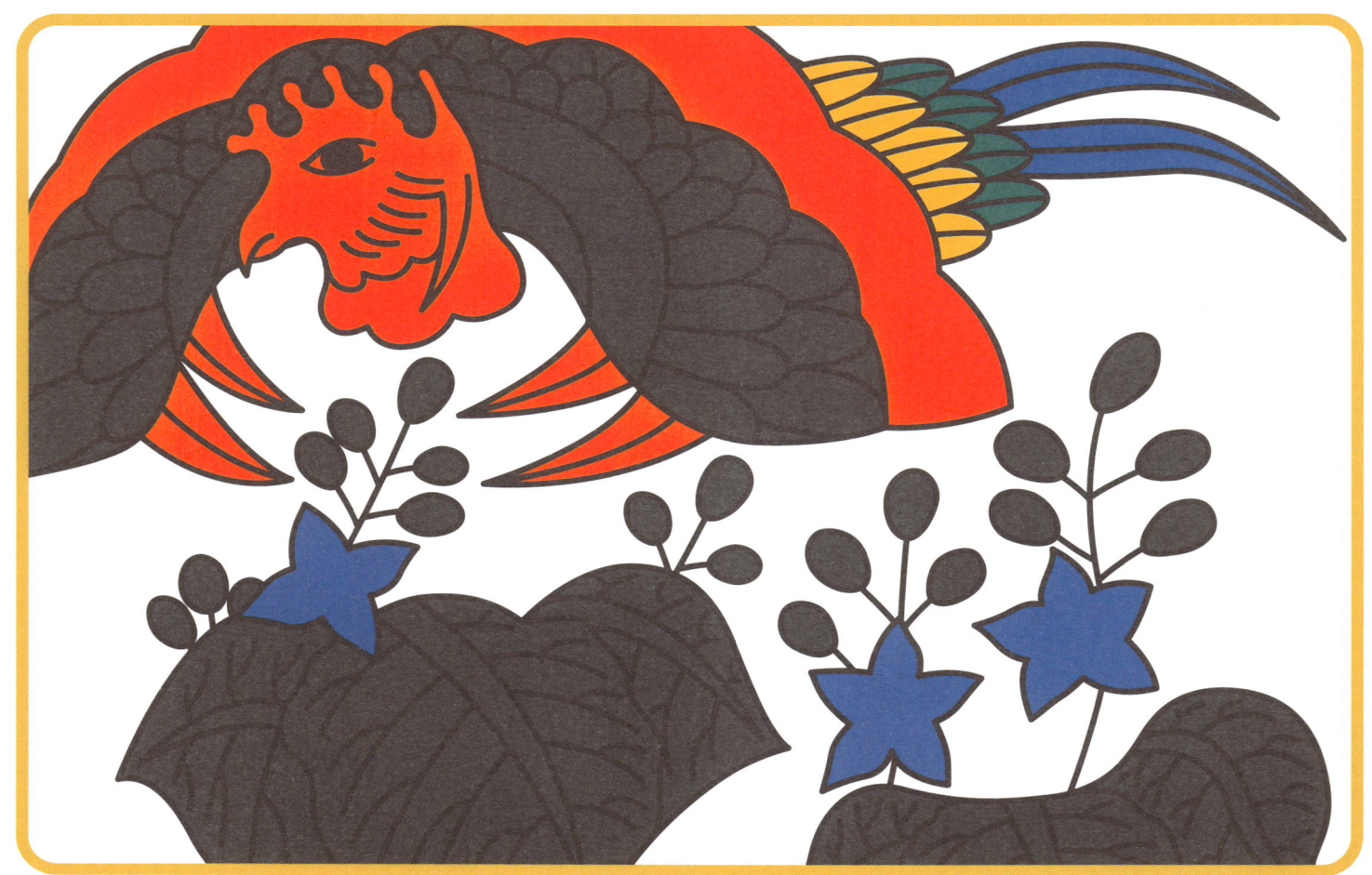

정답은 53쪽에 있습니다.

십이월

| 오늘 | 년　　월　　일　　요일 | 날씨 : |

이름 　　　　　　　　　주소

큰 그림 색칠　　시각 자극, 집중력, 손 운동
화투와 똑같이 또는 마음대로 색칠해보세요!

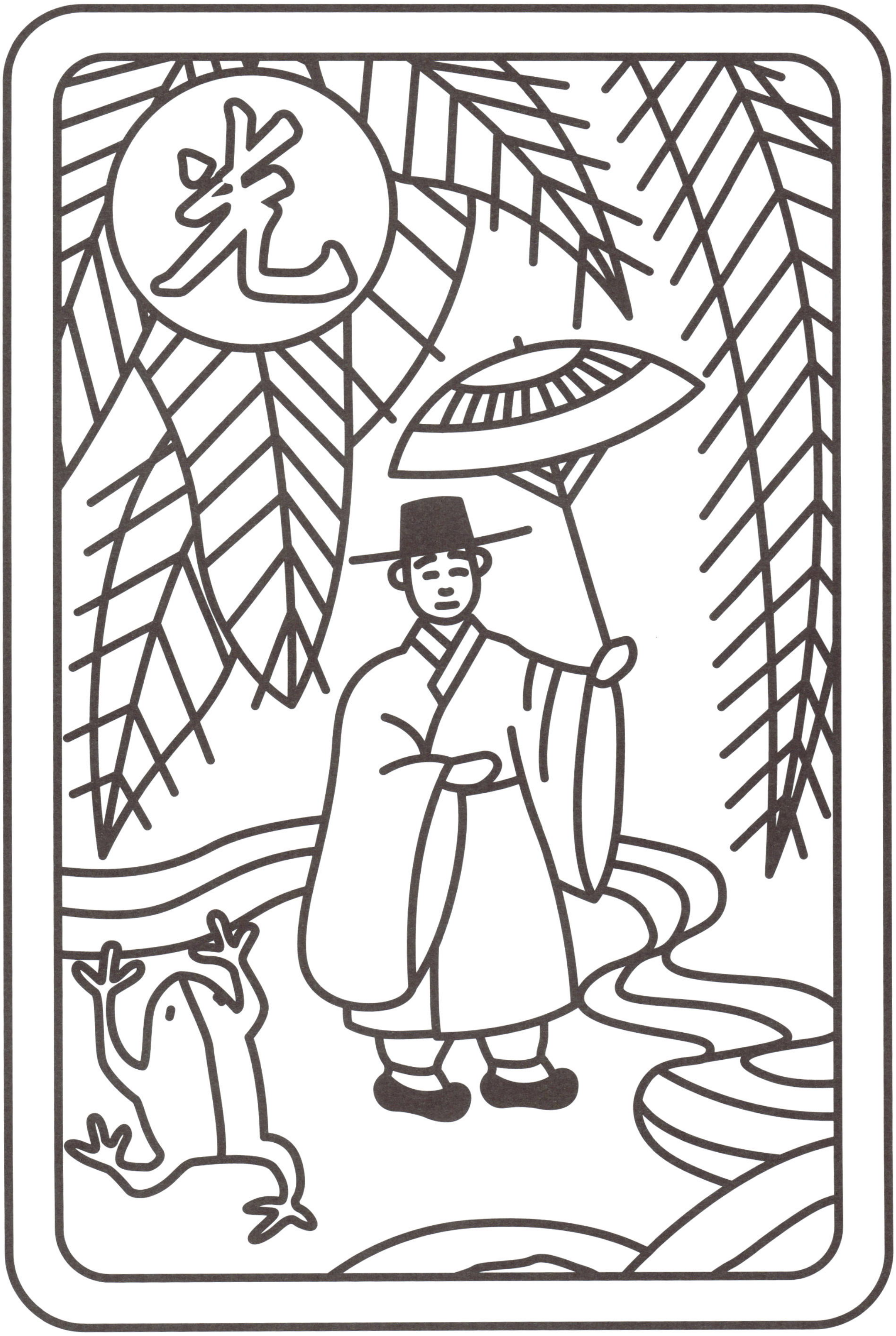

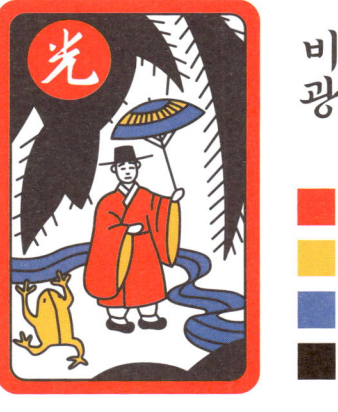

비광

 **화투 사물 퀴즈**

두뇌 활성, 판단력, 인지력, 사고력 상승

아래 보기에서 적절한 단어를 찾아 빈칸을 채워보세요!

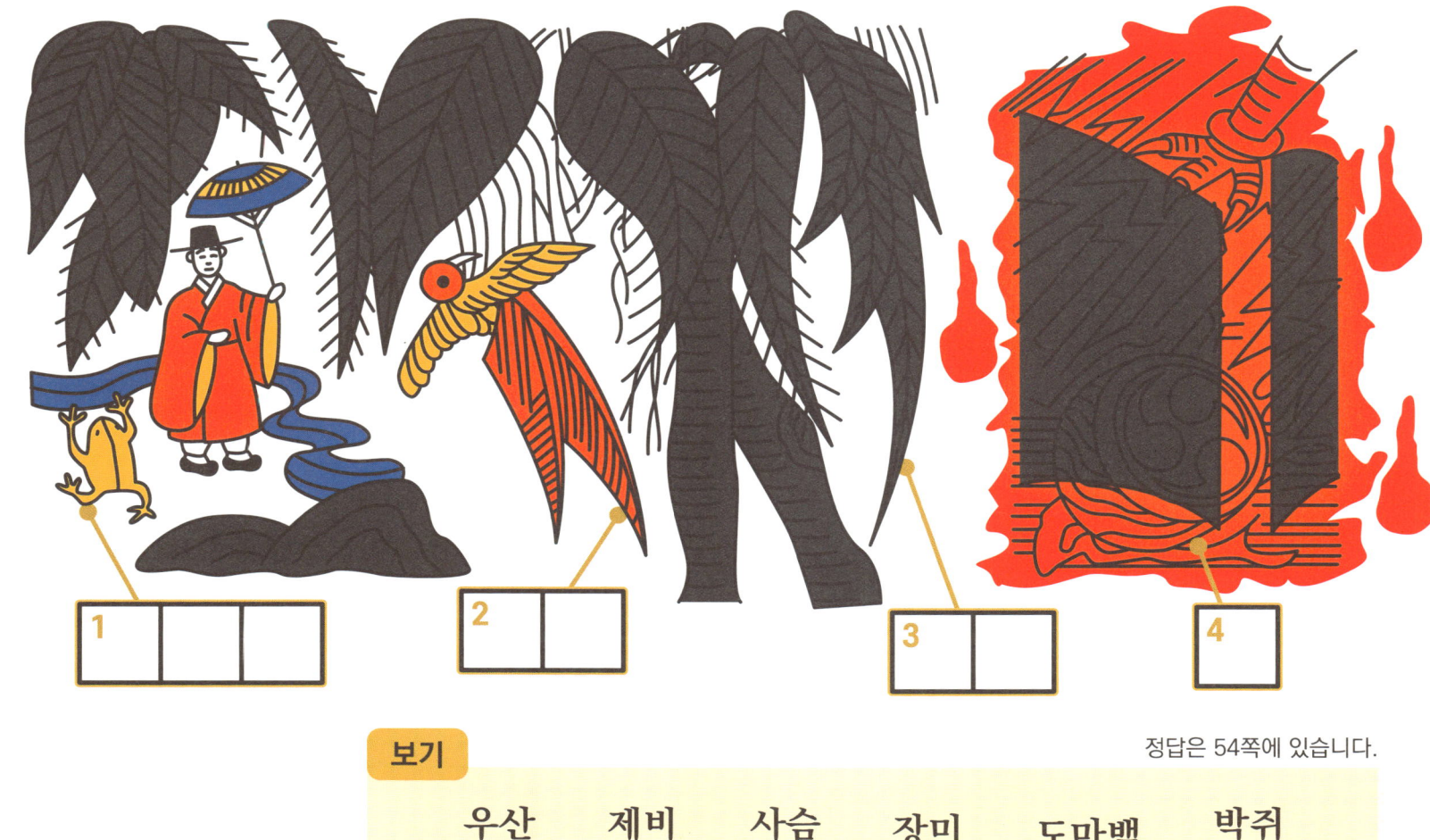

1. ☐☐☐   2. ☐☐   3. ☐☐   4. ☐

정답은 54쪽에 있습니다.

보기

| 우산 | 제비 | 사슴 | 장미 | 도마뱀 | 박쥐 |
| 소나무 | 버들 | 개미 | 잎 | 개구리 | 접시 | 북 |

 **화투 속 이야기**

호기심 해결, 뇌세포 자극

버들숲에 비가 내리고 있습니다. 일본의 서예가 오노도후는 개구리가 버들가지를 잡으려 애쓰다가 수많은 실패 끝에 나무에 오르는 모습을 보고 큰 깨달음을 얻었다고 합니다. 쌍피에는 저승문 뒤로 뇌신이 번개를 치는 북을 떨어뜨려 잡으려는 모습이 묘사되어 있습니다.

[오노도후] 도쿄 국립 박물관. ▶
https://ja.wikipedia.org/wiki/小野道風

[번개와 북] 오쓰(일본 민속화). 에도 도쿄 박물관. ▶▶
https://www.edohakuarchives.jp/detail-6815.html

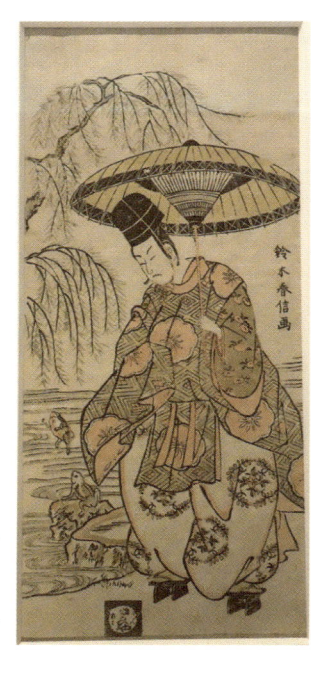
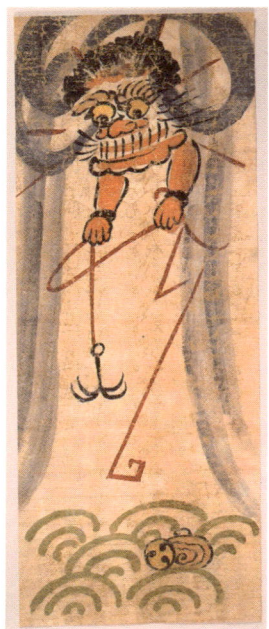

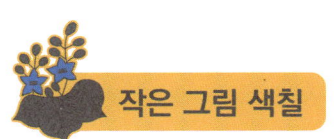
작은 그림 색칠

열끗
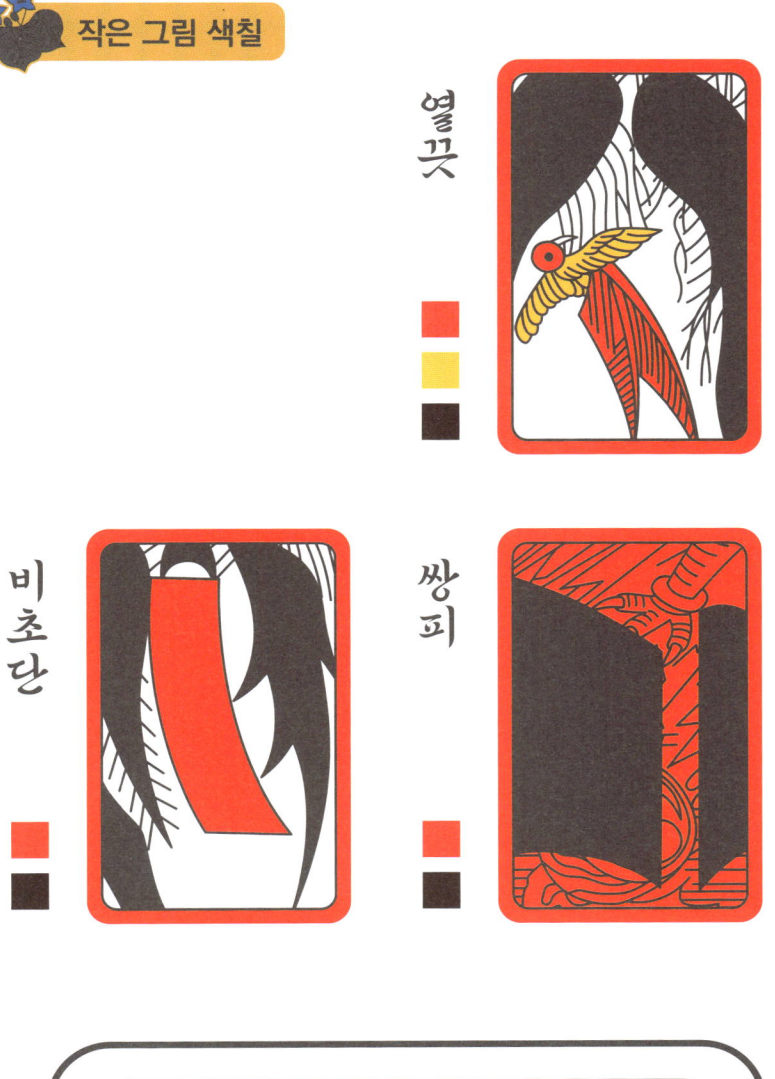

비초단

쌍피

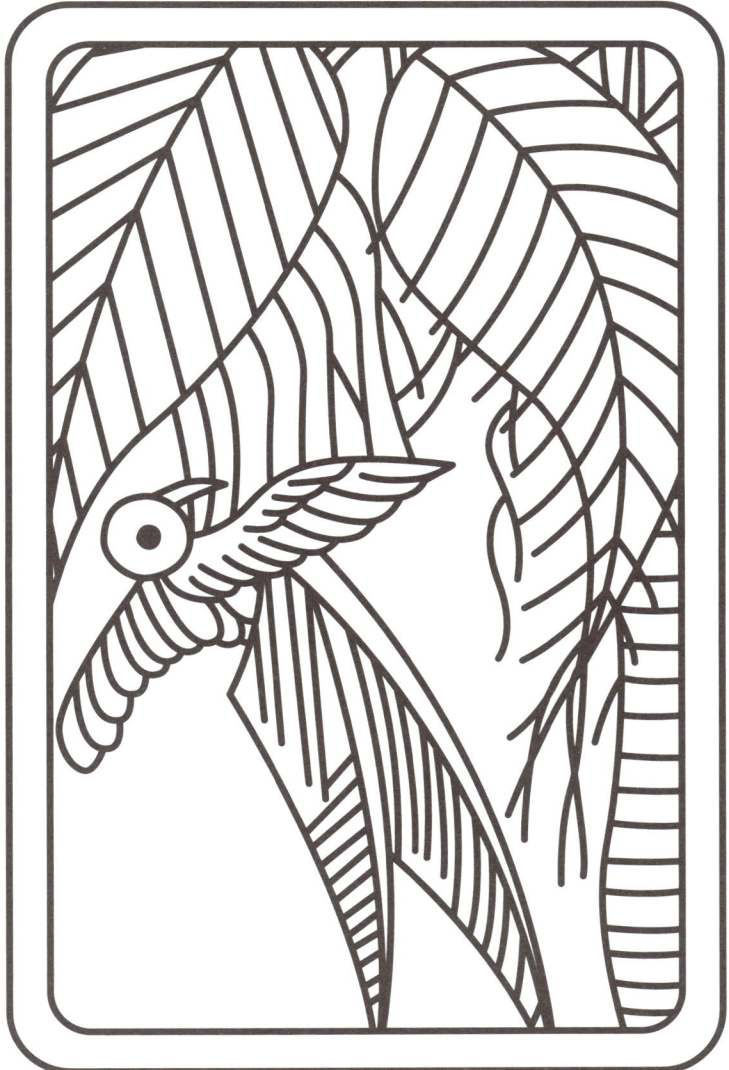

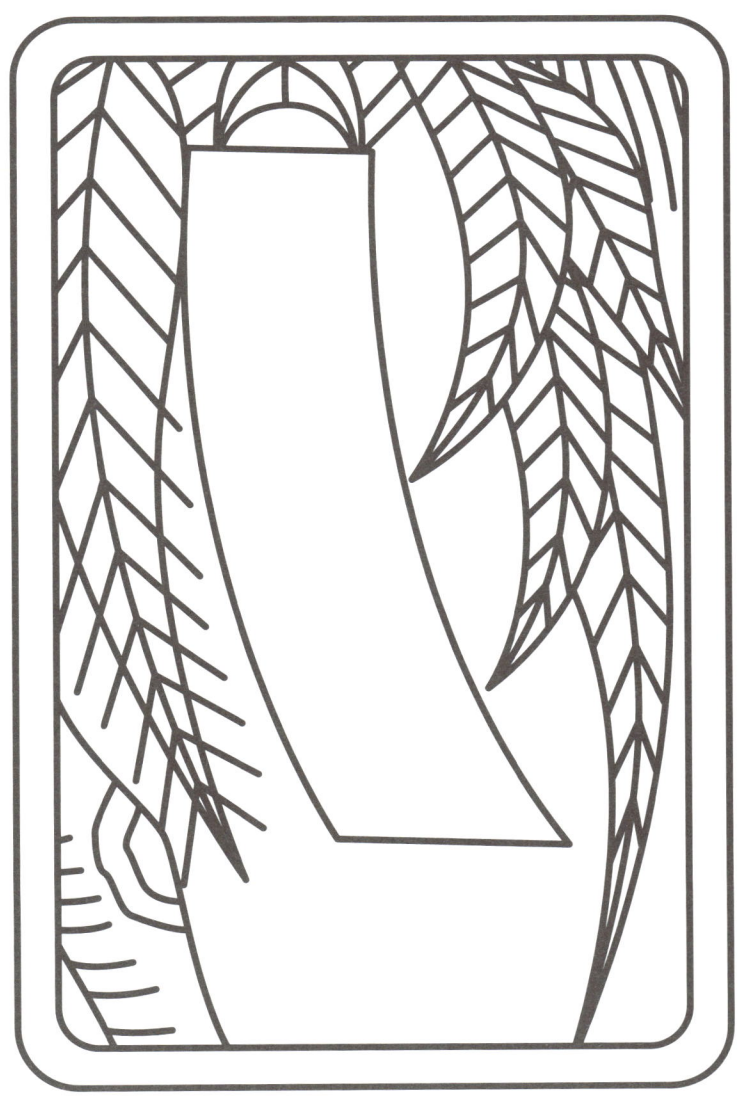

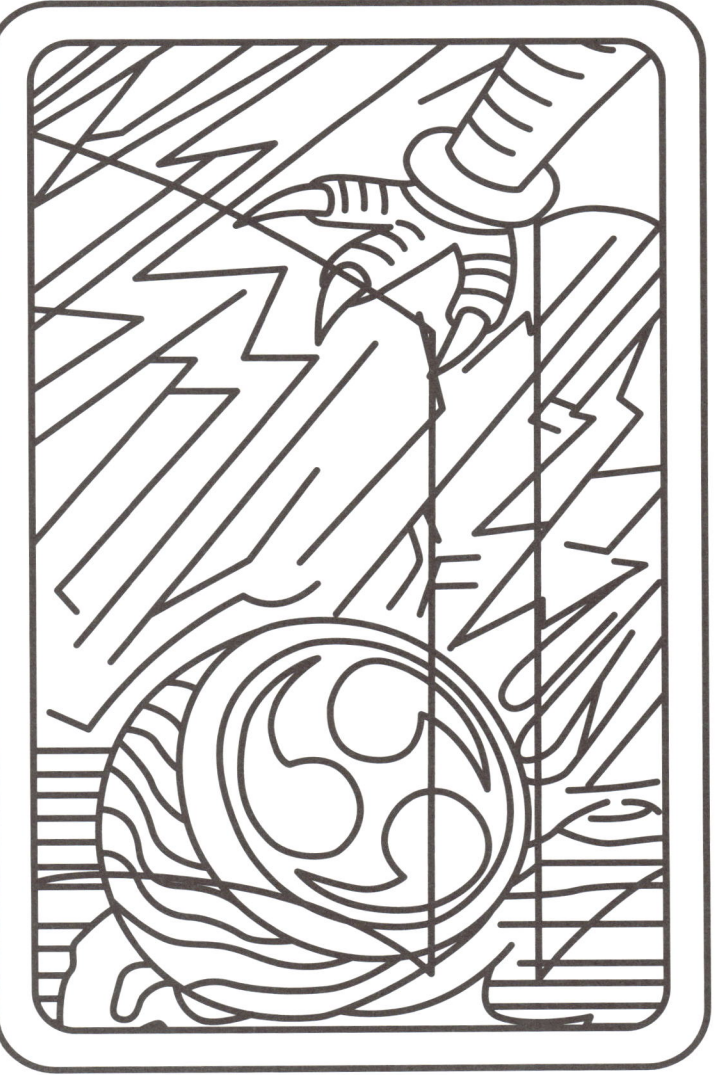

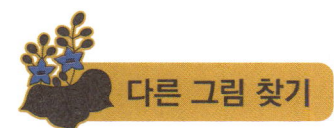 **다른 그림 찾기**

집중력, 관찰력
위와 아래 그림 중 서로 다른 부분을 찾아보세요! (6군데)

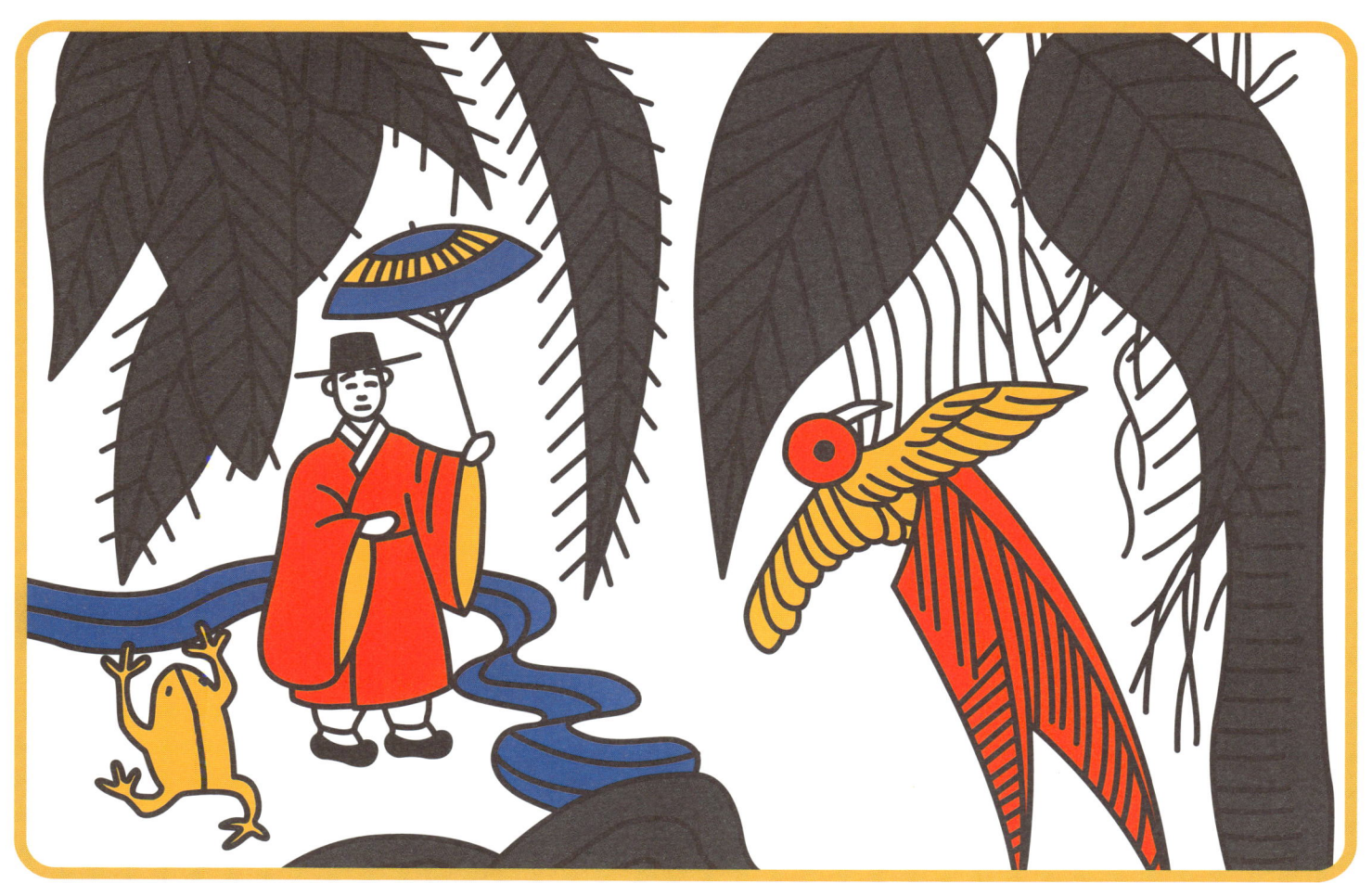

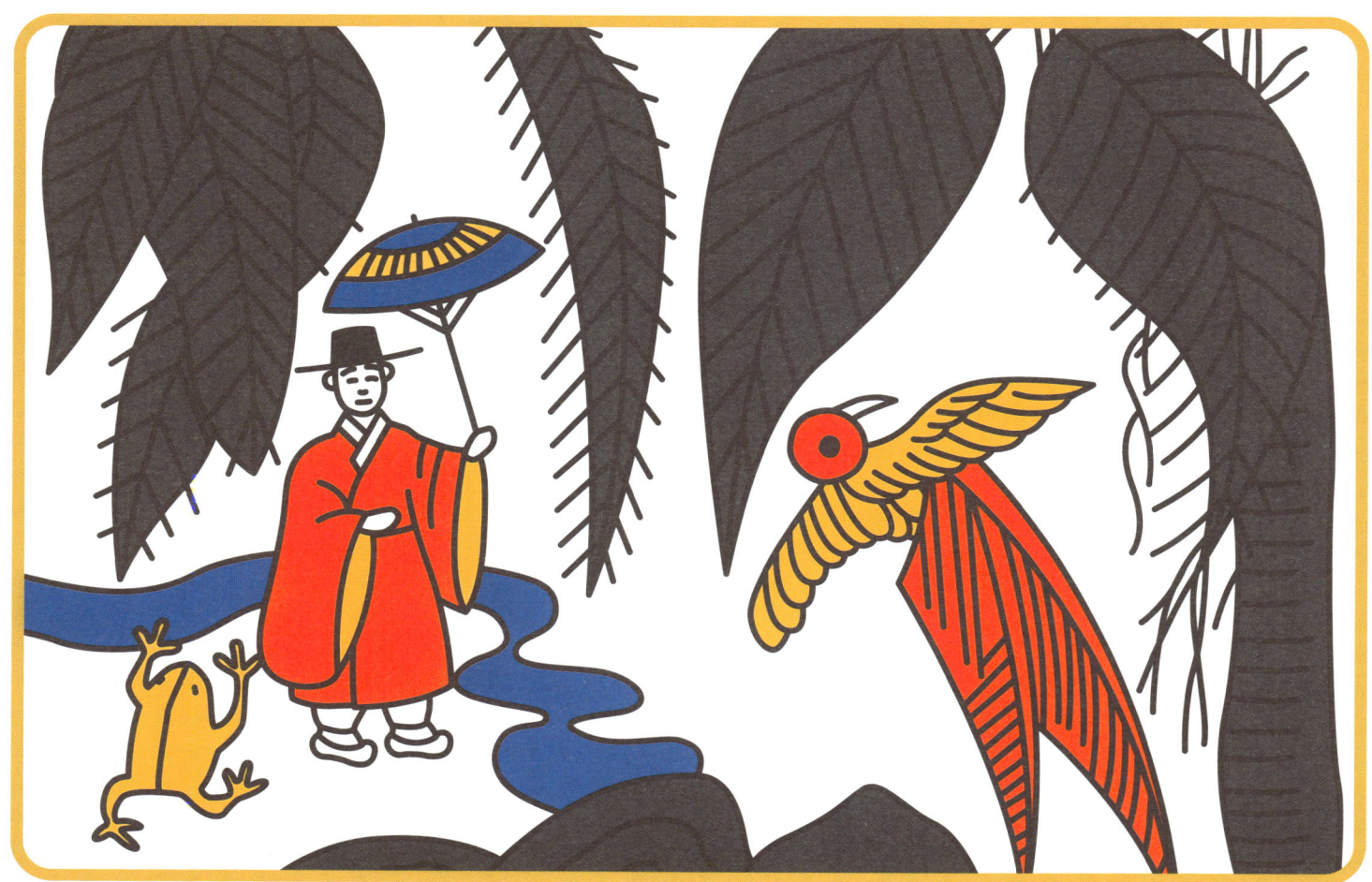

정답은 53쪽에 있습니다.

화투 미로 탈출 정답

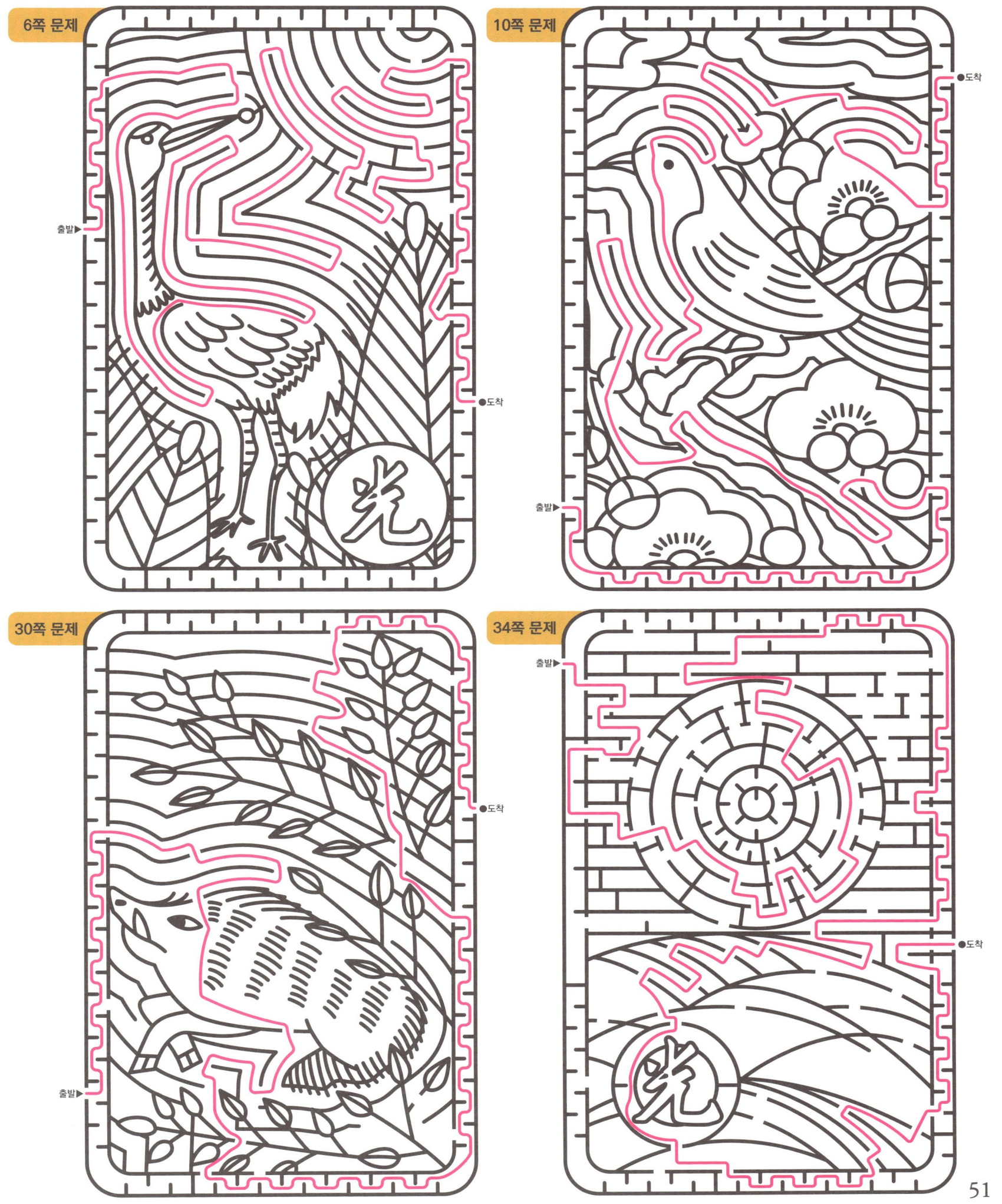

화투패 맞추기 정답

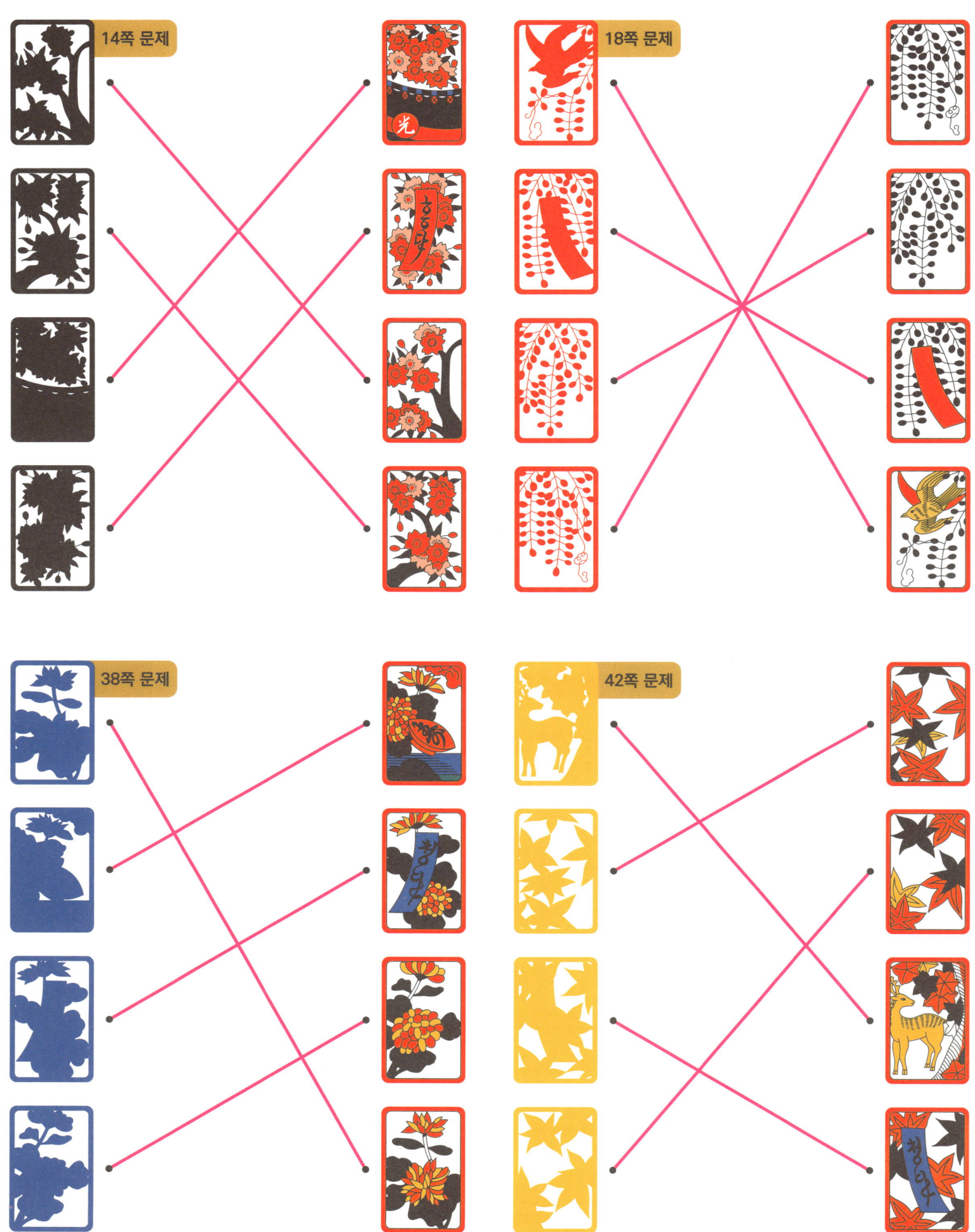

다른 그림 찾기 정답

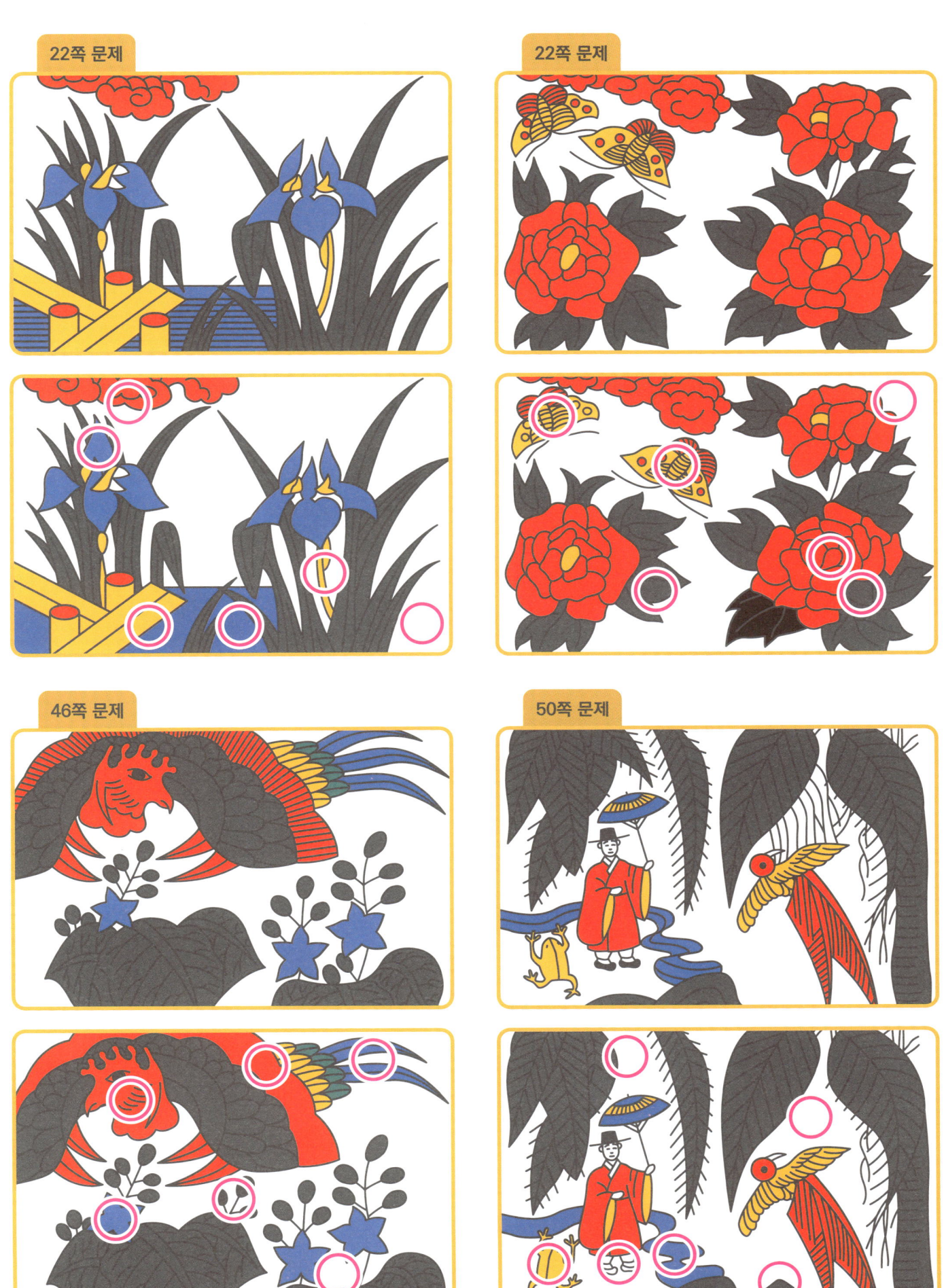

화투 사물 퀴즈 정답

일월
1 두루미
2 해
3 소나무

이월
1 휘파람새
2 구름
3 매화

삼월
1 만막
2 벚꽃

사월
1 두견이
2 초승달
3 등나무

오월
1 다리
2 습지
3 구름
4 제비붓꽃

유월
1 구름
2 나비
3 모란

칠월
1 멧돼지
2 잎
3 꽃

팔월
1 보름달
2 기러기
3 억새

구월
1 구름
2 술잔
3 바위
4 국화

시월
1 사슴
2 단풍잎

십일월
1 봉황
2 열매
3 꽃
4 잎

십이월
1 개구리
2 제비
3 버들
4 북

SNS 체험단 이벤트

치매예방 색칠공부 화투를 구매해주셔서 고맙습니다.

재미있게 색칠공부를 즐기시고, 사진을 찍어 SNS에 올려주세요.
다음 치매예방 색칠공부 시리즈의 출판 소식을 가장 먼저 알려드리고,
추첨을 통해 먼저 체험하실 수 있도록 리뷰용 책을 보내드립니다.

이벤트 상품	리뷰용 책 + 무료 배송 : 총 10분 (각 1권, 리뷰 필수)
대상 SNS	카카오스토리, 페이스북, 인스타그램, 트위터 블로그 및 카페 (검색과 열람이 가능한 글)
필수 해시태그	#치매예방색칠공부 #치매예방색칠공부화투 (해시 태그를 입력하셔야 검색이 가능합니다.)
이벤트 기간	다음 시리즈 출간시 까지
당첨자 선정	DM 또는 이메일로 개별 연락

치매예방 색칠공부 다음 시리즈를 기대해주세요.

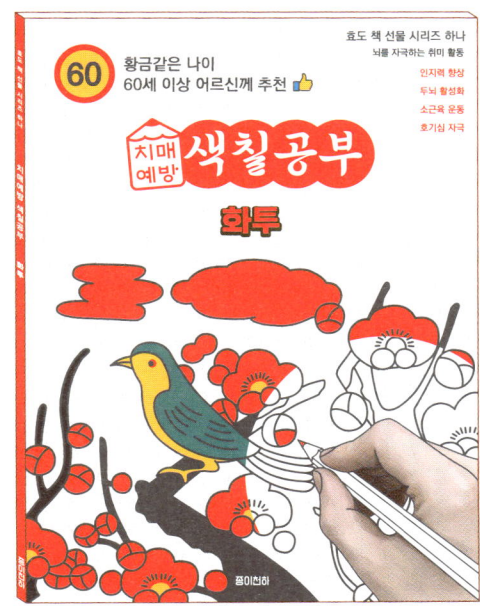
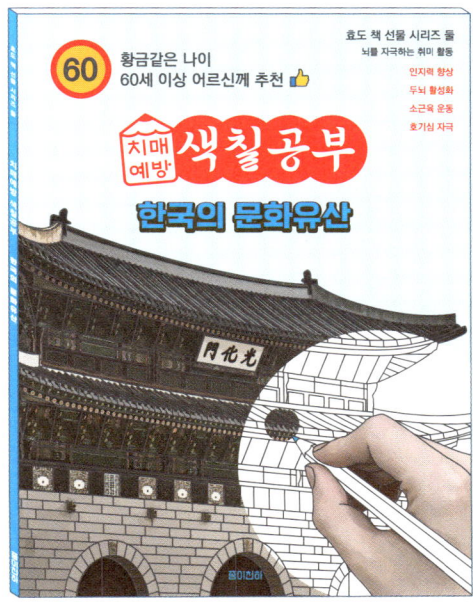
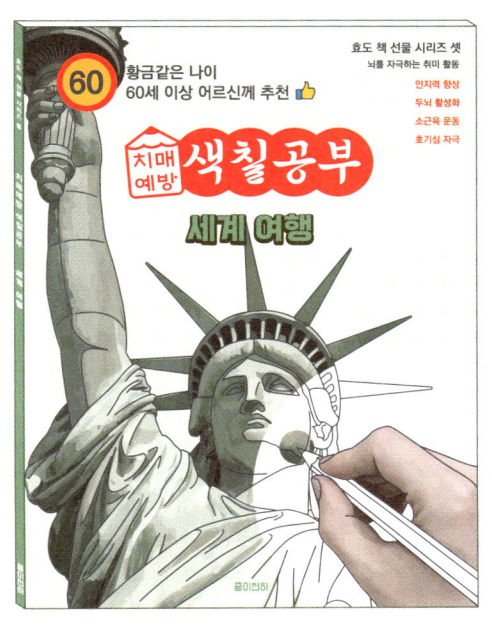

※ 실제 제목과 표지 디자인은 달라질 수 있습니다.

효도 책 선물 시리즈 하나

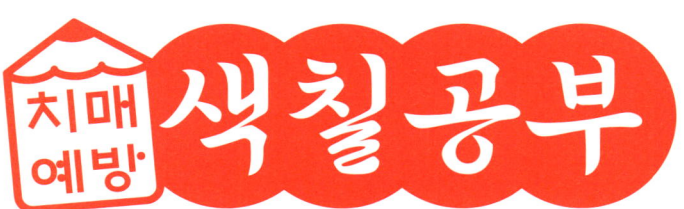

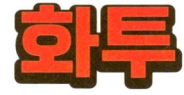

초판 1쇄 인쇄	2022년 8월 22일
초판 1쇄 발행	2022년 8월 25일
지은이	김철호
펴낸이	김철호
펴낸곳	종이천하
주소	인천광역시 남동구 호구포로535번길 16 풍림아파트상가 107호
전화	010-3046-3687
팩스	070-7614-3687
이메일	finalpaper@naver.com
등록번호	제353-2022-000032호
ISBN	979-11-979449-0-1

값은 뒤표지에 있습니다.
잘못된 책은 구입하신 서점에서 바꿔드립니다.